# ÉTUDE

DES

# ANNEXES DE L'ŒIL

## AU POINT DE VUE MÉDICO-LÉGAL

LYON. — IMPRIMERIE J. GALLET, RUE DE LA POULAILLERIE, 2.

# ÉTUDE

DES

# ANNEXES DE L'ŒIL

## AU POINT DE VUE MÉDICO-LÉGAL

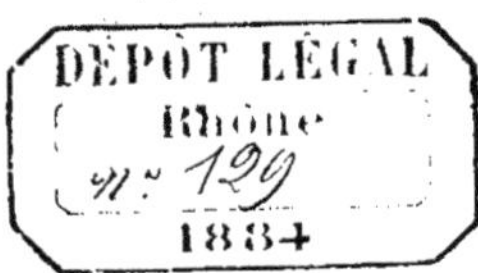


PAR

GEORGES DRESSY

DOCTEUR EN MÉDECINE

EX-INTERNE DE L'HÔPITAL CIVIL ET MILITAIRE DE BOURG-EN-BRESSE (AIN)

ET DE L'HOSPICE DÉPARTEMENTAL DE BRON, PRÈS LYON (RHÔNE)

(Concours 6 décembre 1880)

LYON

TYPOGRAPHIE ET LITHOGRAPHIE DE J. GALLET

2, Rue de la Poulaillerie, 2.

1884

# ÉTUDE

DES

# ANNEXES DE L'ŒIL

## AU POINT DE VUE MÉDICO-LÉGAL

---

## INTRODUCTION

L'étude des annexes de l'œil, exclusion faite du globe oculaire lui-même, et envisagée au point de vue médico-légal, n'a encore fait l'objet d'aucune monographie. On ne trouve, dans les ouvrages spéciaux, que des matériaux épars çà et là, nombreux, il est vrai, mais manquant de cohésion et d'ensemble.

Réunir ces matériaux disjoints, y ajouter les faits nouveaux ressortant d'observations cliniques puisées à bonne source, et former ainsi un corps ayant son autonomie, tel est, dans la mesure de nos forces et dans l'espoir d'être utile au médecin-expert, le but que nous avons essayé d'atteindre en abordant ce travail.

La question nous a paru devoir intéresser le médecin légiste à trois points de vue principaux :

Celui de l'identité.

Celui des coups et blessures.

Celui, plus indirect, de certains attentats à la vie.

De là trois problèmes à résoudre dans cette étude :

1° Existe-t-il, au niveau des annexes de l'œil (sourcils, paupières, conjonctives, appareil lacrymal, muscles de l'œil), des caractères susceptibles de constituer des signes d'identité ?

2° Quels sont les dommages qui peuvent être apportés aux annexes de l'œil, ou consécutivement à l'œil lui-même, par les violences extérieures qualifiées coups et blessures ?

3° Les annexes de l'œil présentent-ils, soit sur le vivant, soit sur le cadavre, après certaines manœuvres criminelles ou accidentelles, attentatoires à la vie, telles que strangulation, empoisonnements, etc., des lésions ayant quelque intérêt pour l'expert.

Un quatrième problème, qui pourrait être posé, est celui-ci :

Quelles sont, au niveau des annexes de l'œil, les affections qui constituent des cas d'exemption ou de réforme, dans la question du recrutement militaire?

Ces affections sont nombreuses et intéressantes à étudier, mais nous ne les ferons pas entrer dans notre cadre, car leur étude, du moins au point de vue que nous envisageons ici, nous paraît concerner le médecin militaire plus directement que le médecin légiste.

Le plan de notre travail ressort de l'idée même dans laquelle il a été conçu.

Nous avons envisagé l'étude médico-légale des annexes de l'œil à trois points de vue ; chacun de ces points de vue fera l'objet d'un chapitre.

Le sujet sera donc traité en trois chapitres, qui se subdiviseront eux-mêmes en paragraphes, selon les différents points de la question principale.

Le chapitre premier aura trait aux questions d'identité.

Le second à celles des coups et blessures.

Le troisième, enfin, à celles des attentats à la vie.

A la fin de chaque chapitre, nous réunirons un certain nombre d'observations cliniques venant à l'appui des arguments énoncés. Nous conserverons à ces observations la forme sommaire dans laquelle elles ont été prises ; jetées à la hâte sur le papier, ces notes sont, malgré l'incorrection du style, souvent plus saisissantes que des descriptions développées.

Un dernier paragraphe renfermera les conclusions que nous aurons tirées de notre étude.

Avant de commencer, nous tenons à remercier ici publiquement les personnes qui nous sont venues en aide dans l'exécution de ce travail.

Nous donnons donc un témoignage de gratitude sincère :

A M. le docteur Gayet, professeur de clinique ophthalmologique à la Faculté de Médecine de Lyon et ancien chirurgien-major de l'Hôtel-Dieu, lequel a bien voulu, non seulement ouvrir à nous, inconnu, les richesses inépuisables de son service, avec autorisation gracieuse d'y puiser largement, mais encore sanctionner notre modeste travail de toute l'autorité de son nom, en acceptant la présidence de cette thèse.

A M. le docteur Lacassagne, professeur de médecine légale, à l'obligeance duquel nous devons les sages conseils et les précieux renseignements, qu'au point de vue spécial de notre sujet, son érudition seule pouvait nous donner. C'est à M. le professeur Lacassagne que nous sommes en outre redevable de cinq observations intéressantes, dont notre recueil de faits cliniques a été ainsi enrichi. Nous le remercions donc doublement.

A notre ami, M. le docteur A. Masson, chef de clinique ophthalmologique à la Faculté de médecine de Lyon, pour les renseignements cliniques qu'il nous a donnés.

Enfin, à notre ami et ancien collègue d'internat M. Th. Taty qui, avec son obligeance habituelle, a mis à notre service, pour la traduction française de certains textes allemands, sa connaissance approfondie de cette langue.

# CHAPITRE PREMIER

## Etude des Annexes de l'Œil au point de vue de l'identité

SOMMAIRE. — De l'Identité. — Définition — Législation. — De l'Identité ethnique, physiologique, pathologique, professionnelle et chronologique. — Signes de ces cinq variétés d'identité tirés des annexes de l'œil. — Observations cliniques.

DÉFINITION. — L'identité consiste, comme l'a bien définie M. le professeur Lacassagne (1), dans la détermination de l'individualité d'une personne. Le médecin expert peut être appelé à établir l'identité d'un individu dans bien des circonstances différentes, relevant toutes de trois ordres juridiques : ordre de simple police, ordre de procédure criminelle, ordre de procédure civile. Ces questions d'identité se résoudront pour lui, d'après les particularités de conformation ou d'altérations pathologiques constatées, soit sur le vivant, soit sur le cadavre.

(1) Lacassagne, *Précis de médecine judiciaire*.

LÉGISLATION. — Toutes ces questions médico-légales touchant à l'identité, sont régies par le Code civil (Art. 317, 320, 321, 323, 328, 341).

*Indices et présomptions résultant de faits constants;* tels sont les termes contenus dans l'article 323 du Code civil, sur lesquels s'appuie la juridiction actuelle pour faire intervenir le médecin et établir son rôle dans les questions d'identité.

Les particularités physiques, congénitales ou acquises, physiologiques ou pathologiques, ethniques ou professionnelles, pouvant servir d'indices pour l'établissement de l'identité d'un individu, sont de plusieurs sortes. Mais dans le cadre restreint que nous nous sommes assigné, c'est-à-dire dans le domaine des annexes de l'œil, nous pouvons grouper tous ces signes, suivant leur nature et leur forme, en cinq classes ou catégories d'identité, à savoir :

1° L'identité ethnique ;
2° L'identité physiologique ;
3° L'identité pathologique ;
4° L'identité professionnelle;
5° L'identité thanatologique.

### § 1. — Signes d'identité ethnique

Il nous a paru intéressant de réunir dans un court paragraphe les quelques particularités anthropologiques et ethniques que peuvent présenter les annexes de l'œil dans la série humaine. Les sourcils, les paupières, la fente palpébrale, les cavités orbitaires sont susceptibles de varier d'aspect, de forme, de coloration et de direction, suivant les différentes races humaines.

Nous allons donc essayer de faire un rapide crayon de ces caractères ethniques.

## A. — Caractères tirés des orbites

D'une façon générale, nous pouvons dire déjà, en prenant le type européen, dit caucasique, comme terme de comparaison, que plus, dans l'échelle humaine, les orbites perdent leur forme de pyramide quadrangulaire, la direction de leur axe en avant et sont déjetées latéralement, l'espace interorbitaire s'élargissant ainsi, plus on se rapproche des races dégénérées (1).

Le développement des arcades sourcilières, chez l'homme, est la cause principale du caractère que l'on désigne sous le nom d'orbites profondes ou de yeux enfoncés : la saillie des sourcils, la profondeur de la racine du nez, la petitesse du globe oculaire, le retrait de ce globe oculaire en arrière et l'étroitesse de l'ouverture palpébrale contribuent encore, d'une manière factice, il est vrai, à approfondir cette cavité orbitaire (2).

La capacité apparente des orbites varie donc dans les différentes races avec la conformation des sourcils, des paupières, des yeux, etc. Pour établir, dans l'échelle

(1) Prichard. *Histoire naturelle de l'homme.* Paris, 1843.

(2) *Topinard.* 2e édit. 1877, p. 367.

humaine, les véritables dimensions de la base de l'orbite, Broca a déterminé ce qu'il appelle l'indice orbitaire. Or, l'indice orbitaire est constitué par le rapport du diamètre vertical de la base de l'orbite à son diamètre horizontal. En d'autres termes, on obtient l'indice orbitaire en multipliant par cent le diamètre vertical de l'orbite et en divisant le produit par le diamètre horizontal (1).

Considérées à ce point de vue, les races se partagent en trois groupes, savoir :

1° Les *mégasèmes*, dont l'indice moyen s'élève à 89 et au delà ;

2° Les *mesosèmes*, dont l'indice varie de 83 à 89 exclusivement ;

Et 3° les *microsèmes*, dont l'indice varie, au-dessous de 83.

Les indices orbitaires individuels varient de 61,3 chez le vieillard de Cro-Magnan, de l'époque de la pierre-taillée, à 100 chez un néo-Calédonien des registres de M. Broca (2) ; 104 chez une négresse du Sahara et 107 chez un Chinois. Dans ces derniers cas, l'état ordinaire est renversé : les deux diamètres sont égaux et l'orbite parait rond. Tout le monde connait l'exagération inverse, les orbites rectangulaires à angles presque droits et à diamètre vertical si court du vieillard de Cro-Magnan. Les moyennes de séries de races varient dans de plus étroites limites, bien entendu ; 90,0 à 77,0 dans les races blanches ; de 95,4 à 88,2 dans les races jaunes et de 85,4 à 79,3 dans les races noires.

(1) De Quatrefages, *Races humaines*, p. 287.
(2) Topinard, *loc. cit.*

Parmi les renseignements donnés par l'indice orbitaire, nous pouvons, avec M. Topinard, citer les suivants : les Européens sont mesosèmes. La mégasémie relie d'autre part toutes les races jaunes ou celles qui en dérivent, si on en excepte les Esquimaux. Les nègres s'éloignent des races jaunes, et surtout les nègres océaniens qui se rapprochent des Australiens.

On peut rattacher à la région orbitaire quelques autres mesures utiles, telles que *la superficie relative de la base des orbites*, qu'on obtient, comme s'il s'agissait d'un rectangle vrai, en multipliant la longueur par la largeur ; la *capacité de la cavité orbitaire*, étudiée par Mantegazza ; la *profondeur des orbites*, donnée par une ligne étendue du trou optique à l'angle inférieur et externe de la base orbitaire.

Maintenant que nous avons quelques notions sur les dimensions orbitaires, traçons à grands traits, les principaux caractères que nous présentent les annexes de l'œil, dans les différents types ethniques du globe terrestre :

*Type européen.* — Tout le monde connait la forme des sourcils, des paupières, des cils et du globe oculaire chez les Européens. Nous n'insisterons donc pas, et nous dirons seulement que les arcades sourcilières varient, sans jamais atteindre, dans le sexe masculin, l'exagération qu'on observe dans les races Mélanésiennes, ni l'effacement propre à la plupart des crânes mongols ou nègres.

*Type arabe, berber ou mauresque.* — Les Arabes, au dire de Larrey, constitue le plus beau type de la race humaine. Ils ont les yeux fendus en amandes et bordés de longs cils noirs. Les sourcils sont, il est vrai, un peu saillants, mais n'en sont pas moins d'un beau dessin. Il n'est pas rare de découvrir, chez quelques Kabyles, de petits points blanchâtres cicatriciels plus ou moins rapprochés, disséminés sous les régions sourcilière et palpébrale, comme on peut en rencontrer, d'ailleurs, sur toutes les autres parties du corps.

Ces petites cicatrices (1), résultent des *pointes de feu* dont les rebouteurs arabes sont si prodigues. Bien que le tatouage soit peu fréquent en Algérie, en raison de la prohibition qu'en fait le Koran « parfois l'Arabe (2), se fait pratiquer un tatouage à l'angle externe des paupières, afin de se guérir de maladies d'yeux » La substance avec laquelle les Arabes se tatouent est, en Algérie et en Arabie, le charbon pilé ou la poudre de guerre. Peut-être, en élevant ainsi le tatouage à la hauteur d'une opération chirurgicale, l'arabe est-il assez bien inspiré ; car l'inflammation consécutive à ces sortes de manœuvres peut agir utilement du côté de l'œil comme révulsif et dérivatif. Quant aux femmes, on peut dire qu'en dépit du Koran, elles se tatouent plus souvent que les hommes, la coquetterie étant chez elles, comme chez toutes les filles d'Eve du globe terrestre, en général, bien au-dessus des lois divines et humaines. La figure est un des lieux favoris sur lesquels les femmes arabes se pratiquent le tatouage, et il est alors assez probable que les paupières et les sourcils ne doivent pas échapper à ce genre d'agrémentation corporelle.

(1) Kocher, *De la criminalité chez les Arabes*. Th. inaug., Lyon, 1883, p. 56.
(2) *Loc. cit.*

Nous n'abandonnerons pas, dans cette étude, la race arabe, sans dire que les hommes ont assez souvent la coutume de se teindre les cheveux, la barbe, les sourcils et les cils avec une matière colorante appelée le Kohl. C'est là une manœuvre d'esthétique qu'on rencontre chez bon nombre de gens plus civilisés.

*Type finnois* (1). — Epais sourcils. — Yeux enfoncés et légèrement obliques.— Ouverture palpébrale étroite, tels sont les caractères qu'offrent les annexes de l'œil chez le type finnois.

*Type lapon.*—Yeux grands, bruns et profonds.— Paupières obliques. — Indice orbitaire mésosème (Vanderkindere).

*Type mongol.* — Les arcades sourcilières et la glabelle sont très peu marquées : l'intervalle orbitaire est considérable.— Axe des paupières obliquement dirigé en haut et en dehors. — Repli vertical falciforme à l'angle interne de l'œil. — Vers l'angle externe, une sorte de dédoublement transversal de la paupière supérieure qui recouvre un peu l'œil et semble dû à la petitesse de la fente palpébrale *(yeux bridés).* — Les yeux en paraissent plus petits. — Les grands axes des orbites se réunissent sous un angle obtus ouvert en bas. — Chez beaucoup de Mongols, l'angle disparait presque, ou bien, les axes sont tout-à-fait horizontaux. En résumé, les chinois, comme toutes les races jaunes, ont la fente palpébrale très peu ouverte, par suite de la brièveté de la paupière supérieure qui est comme pincée en dehors. La direction oblique de l'œil et le relèvement de son angle externe,

(1) Topinard, *loc. cit.*

chez les Mongols, sont en partie dus à cette circonstance et en partie réels. Selon Broca, un des attributs les moins variables des races mongoles est la mégasémie de l'indice orbitaire, cet indice est de 93.8 chez les Chinois.

*Type esquimau.* — C'est dans le Groënland que ce type est le plus marqué. Il se rapproche beaucoup, quant à la disposition des paupières, de celui des races jaunes. En effet, l'ouverture palpébrale est très-exiguë, les yeux sont enfoncés dans les orbites dont la forme est ronde.

King dépeint en ces termes l'œil esquimau : « La partie interne est abaissée, tandis que l'externe est relevée ; l'angle interne est voilé par un repli du tégument voisin ; ce repli est légèrement tendu sur les angles des paupières, recouvre la caroncule lacrymale, qui est en vue chez les Européens et forme comme une troisième paupière en forme de croissant (1) ». — Ce qui, ajoute M. Topinard, tend du reste à exagérer l'impression d'obliquité que donne l'œil chinois ou l'œil esquimau, c'est un mouvement particulier des sourcils qui sont plus abaissés que chez nous dans les deux tiers internes, et plus relevés dans leur tiers externe (Broca). Ce que les voyageurs appellent l'œil oblique se rencontre également parmi les Indiens de l'Amérique et, suivant Borow, parmi les Hottentots.

*Type samoyède.* — Ouverture palpébrale allongée transversalement, petite longitudinalement, à direction un peu oblique. Axes orbitaires presque horizontaux

*Type malais.* — Intervalle orbitaire aplati et large. — Arcades sourcilières unies et presque nulles. — Orbites mégasèmes.

(1) *Loc. cit.*, p. 367.

*Type polynésien.* — Arcades sourcilières peu saillantes. — Yeux bien fendus, plus ou moins ouverts et non obliques. — Orbites mégasèmes.

*Type américain.* — Yeux petits, enfoncés. — Paupières tantôt bridées et obliques, tantôt horizontales, comme dans la race caucasique. — Sourcils et cils épais. — Arcades sourcilières plus développées que dans le type mongol. — Orbites quadrangulaires et mégasèmes. — (Certaines peuplades indigènes du Missouri se peignent en rouge les paupières et s'épilent les sourcils et les cils (1).

*Type patagon*. — Arcades sourcilières assez prononcées.

*Type rouge africain.* — Mêmes caractères, à peu près, que chez les Européens.

*Type nègre.* — Arcades sourcilières peu saillantes et lisses (différence importante avec le nègre mélanésien). — Orbites peu profondes et microsèmes. — Globes oculaires à fleur de tête, quoique les fentes palpébrales soient petites sur une même ligne horizontale. — Intervalle interorbitaire moins aplati et moins large que dans le type mongol, mais plus, cependant, que dans le type européen. Les nègres ont cela de particulier que leurs conjonctives sont jaunes avec des taches noires disséminées.

*Type cafre.* — Une des expressions les plus élevées du type général nègre. — Fente palpébrale rappelant quelquefois celle des races jaunes.

*Type hottentot.* — Yeux très écartés l'un de l'autre et déjetés latéralement.

(1) Prichard, *loc. cit.*

*Type papou.* — Yeux enfoncés. — Arcades sourcilières énormes, surtout chez les Néo-Calédoniens. — Les indices orbitaires 80,6 rapprochent le type papou du type australien.

*Type négrito* (1). — Paupières épaisses. — Fente palpébrale presque circulaire. — Yeux horizontaux.

*Type tasmanien.* — Glabelle et arcades sourcilières très saillantes. — Orbites profondes, petites, microsèmes.

*Type australien.* — Arcades sourcilières très saillantes. Le rebord supérieur de l'orbite surplombe au-dessus de l'inférieur. — Yeux profonds. — Indices orbitaires microsèmes : 80,4.

Tels sont les principaux caractères que nous avons pu relever au niveau des organes accessoires que nous envisageons ici. On nous excusera, nous osons l'espérer, si notre description revet ici le style d'un sommaire. Faire de longues phrases nous aurait entraîné trop loin, et nous n'avons pas eu, dans ce paragraphe, d'autre prétention que celle de réunir dans une espèce de tableau synoptique les particularités ethniques des différents types humains.

Nous eussions tenu à former des catégories dans chacune desquelles nous aurions fait entrer les différents peuples présentant à peu près les mêmes caractères. Mais ce travail ne nous a pas été possible, car là où deux types se ressemblaient par un point commun, il y avait du côté des autres caractères, des différences tout à fait tranchées.

En résumé, ce qui doit ressortir, pour l'expert, de cette

(1) De Quatrefages, *loc. cit.*

étude anthropologique, c'est que les caractères propres à une race étant soumis à des variations nombreuses, il devra, dans une expertise où l'identité ethnique d'un individu sera mise en jeu, être de la plus grande réserve.

## § 2. — Signes d'identité physiologique.

De tous temps, les traits du visage, la couleur et l'expression des yeux, etc., ont servi à caractériser les individus et à les différencier les uns des autres. Chez les Hébreux, on accordait, dans les questions de personnalité, une grande importance aux lignes et au jeu de la physionomie. On lit dans la Bible (versets 26 et 27 de l'*Ecclésiastique*) : « on reconnait une personne à la vue et l'on discerne, à l'air du visage, l'homme de bon sens. Le vêtement du corps, le ris des dents et la démarche de l'homme font connaitre qui il est. »

Aujourd'hui même que la législation a à peu près tout prévu, et que, dans les questions d'identité, mille ressources, signes et indices sont à la disposition de la loi, les caractères tirés de la personne même, indépendamment des influences ethniques et des processus morbides, ne sont pas à dédaigner dans la détermination de l'individualité personnelle. L'identité physiologique d'un individu s'établira donc, pour l'expert, d'après les signes corporels que l'âge et les différentes conditions biologiques ont imprimés à cet individu. Au niveau des annexes de l'œil, nous ne voyons guère à mentionner, en fait de particularités individuelles d'ordre physiologique, que certaines rides tracées par la main du temps et certaines modifications du système pileux.

Examinons successivement ces signes et leur valeur sur chacun des annexes de l'œil envisagés ici.

## A. — Sourcils.

Les sourcils ne présentent guère de particularités physiologiques qui puissent intéresser un médecin expert au point de vue de l'identité. Certaines modifications peuvent cependant être apportées à la région sourcilière, soit par l'âge, soit par la constitution et le tempérament de l'individu, soit enfin par différentes circonstances physiologiques.

a. — *Calvitie sourcilière.* — Ainsi les poils peuvent manquer à ce niveau, et il n'est pas rare de voir des gens n'ayant à la place du sourcil qu'une ligne plus ou moins rouge tranchant sur la coloration plus pâle du reste du visage. C'est généralement chez les individus blonds et lymphatiques qu'on remarque cette particularité que nous mentionnons ici comme susceptible de constituer un signe d'identité ayant quelque importance.

Pour simuler la calvitie sourcilière, on pourrait se raser les sourcils, ou les épiler et colorer ensuite en rose ou en rouge la peau qui leur donne insertion, ou bien encore irriter simplement cette peau avec des acides, de manière à faire affluer le sang dans la région sourcilière. Mais c'est là une manœuvre grossière à laquelle l'expert le moins habile ne se laissera pas prendre, car, en cas d'épilation, il suffira à celui-ci de mettre l'imposteur en observation, pendant quelque temps: les poils ne tarderont pas à repousser. Il en serait de même pour la dissimulation de cette anomalie, au moyen de sourcils postiches ou de tatouages : un simple lavage approprié dans le premier cas, une inspection un peu minutieuse, dans le second, auraient raison de cette supercherie.

Relativement à la calvitie sourcilière, l'expert devra toujours avoir présent à la mémoire que certaines affections constitutionnelles, et notamment la syphilis, peuvent amener la chute des poils sourciliers; mais dans ce cas, la calvitie sourcilière n'est presque toujours que temporaire. Une particularité que présentent certaines personnes, et qui peut constituer pour elles un cachet d'individualité, consiste en ce que l'espace intersourcilier est quelquefois couvert de poils, comme la région sourcilière, de sorte que les deux sourcils ainsi réunis à la naissance du nez semblent n'en faire qu'un seul.

Cette anomalie encore assez fréquente imprime au visage un caractère spécial de dùreté et d'énergie susceptible de faire reconnaitre un individu.

b. — *Coloration des poils.* — Les gens bruns, blonds, roux, châtains, ont généralement les sourcils de la même nuance que les cheveux et la barbe. Cependant, il est quelques individus chez lesquels les sourcils ne présentent pas, dans leur coloration, les mêmes tons que les cheveux et la barbe ; il arrive assez souvent aussi que les sourcils ne suivent pas, dans les variations de couleur que les progrès de l'âge font subir aux poils et aux cheveux en général, une marche parallèle à ceux-ci et restent relativement noirs ou gris, quand les cheveux ou la barbe sont déjà gris ou blancs, et réciproquement. Ces particularités créent autant de signes d'individualité susceptibles de faire reconnaitre quelqu'un.

Des cas peuvent, en outre, se présenter où, certains individus, pour échapper aux recherches de la justice, se teignent ou se décolorent les cheveux, la barbe et par conséquent les sourcils.

On doit aux expériences d'Orfila, de savoir aujourd'hui qu'il est possible de rendre la barbe et les cheveux noirs, quelle que soit d'ailleurs leur couleur naturelle, et que des cheveux naturellement noirs peuvent devenir châtains, blonds ou blancs et être rendus ensuite à leur couleur primitive. Ce que nous disons des cheveux et de la barbe est applicable aux sourcils, et nous renvoyons aux traités classiques de médecine légale pour l'énumération et la description des procédés habituellement employés pour opérer ces transformations et des moyens à l'aide desquels il est possible de reconnaitre ces artifices.

c. — *Variations dans la nature, la forme et le mode d'insertion des poils sourciliers.* — Pour terminer ce qui a rapport aux sourcils, nous dirons que ceux-ci varient de forme et de nature, selon les individus. Les uns ont des sourcils très épais et hérissés en broussailles; les autres les ont au contraire très fins, très déliés, à poils soyeux imbriqués les uns sur les autres, et, pour ainsi dire, tracés par le pinceau, tant ils sont réguliers dans leur courbe. Chez ceux-ci, les sourcils forment une arcade à concavité inférieure ; chez ceux-là, ils sont rectilignes et horizontaux ; enfin, quelques individus les ont en accent circonflexe.

Nous n'insisterons pas davantage sur ces particularités qui pourraient sembler futiles, mais que pour être complet, nous devions néanmoins signaler.

### B. — Paupières

L'aspect des paupières, varie aussi, suivant les individus ; mais ces variations sont trop nombreuses pour mériter qu'on s'y arrête et, au point de vue que nous envisageons ici, les particularités physiologiques qu'on pourrait relever à ce niveau, ne sont pas de nature à intéresser le médecin légiste. Nous dirons cependant que c'est surtout au niveau de la région sourcilière que le temps marque son passage : à partir de l'âge de 40 à 50 ans et souvent même plus tôt, chez les gens qui ont largement usé de la vie, soit dans le travail, soit dans les plaisirs ; à partir d'un certain âge, disons-nous, les paupières se plissent, se couvrent de rides, s'étiolent et prennent un aspect spécial qui n'est plus celui de la jeunesse. Et puis, n'est-ce pas au niveau de la commissure palpébrale externe que semble s'être posée tout d'abord la main du destin, pour infliger au visage de l'homme ce coup de griffe brutal qui déchire sa tempe et qu'on nomme vulgairement « patte-d'oie. »

### C. — Cils

Ce que nous avons dit des sourcils, relativement à leur coloration, soit naturelle, soit factice, est applicable aux cils. On peut en changer la couleur par les mêmes procédés que pour le système capillaire ; mais, comme les cosmétiques employés sont toujours plus ou moins corrosifs, le bord libre de la paupière peut, à cause du voisinage de la conjonctive, s'enflammer à la longue, à la suite de ses maquillages, et devenir le siège d'une blépharite ciliaire.

Les autres annexes de l'œil (conjonctives, appareils lacrymal et musculaire) ne nous présentent absolument rien à relater, au point de vue qui nous occupe dans ce paragraphe.

## § 3. — Signes d'identité pathologique

Les caractères pathologiques susceptibles de fournir des indications à un médecin expert, dans une question d'identité, sont nombreux et importants au niveau des annexes de l'œil. Nous allons rapidement les passer en revue dans chaque appareil.

Disons, d'abord, qu'ils consistent en cicatrices vicieuses, nœvi materni, tumeurs rebelles ou autres affections chroniques plus ou moins incurables.

## A. — Sourcils

a. — *Cicatrices.* — Les sourcils, comme tous les autres organes, peuvent présenter, à leur niveau, des cicatrices indélébiles, traces et vestiges de traumatismes plus ou moins anciens. — Les cicatrices ont cela de particulier, dans la région sourcilière, qu'à leur niveau les poils manquent et ne repoussent pas, particularité qui les rend beaucoup plus manifestes, mais qui, d'autre part, permet de les dissimuler plus ou moins bien, en ce sens qu'il est facile aux gens porteurs de ces cicatrices, de les voiler avec les poils du voisinage.

A part cela, les cicatrices du sourcil ont les mêmes caractères que partout ailleurs, caractères différents, selon les causes de traumatismes auxquels elles ont succédé.

Nous ne mentionnerons ici que les particularités que les cicatrices peuvent tirer de la région.

Disons d'abord qu'au niveau du sourcil, les plaies superficielles se cicatrisent rapidement, en raison de la texture serrée que présente, dans cette région, le tissu cellulaire sous-cutané, surtout si l'on a soin de raser les poils autour de la plaie, afin que celle-ci n'en soit point irritée.

Les cicatrices du sourcil peuvent résulter de plaies de différente nature, comme nous le verrons dans le chapitre consacré à la question des coups et blessures. Mais ce sont généralement des coups de sabre ou de feu, des projectiles contondants, tels que coups de pierre, des brûlures, etc., qui les produisent. Il est rare que ces cicatrices succèdent à des opérations chirurgicales, sauf pourtant dans des cas d'ablation de kystes dermoïdes qui ont leur siège de prédilection à ce niveau.

Si la plaie a été due à un coup de sabre, la cicatrice sera linéaire et le plus souvent adhérente à l'os ; elle sera ponctuée, étoilée, circulaire et également adhérente à l'os, si le traumatisme a reconnu pour cause un coup de feu ; dans ce cas, et si la cicatrice est récente, une incrustation de grains de poudre pourra être, l'écartement des poils ayant été préalablement fait, découverte dans la peau du sourcil.

Peut-on simuler des cicatrices au niveau des sourcils? Cette simulation paraît, à première vue, assez facile, puisque, pour imiter un point ou une ligne dépourvue de poils, il suffit de raser ou d'épiler une partie du sourcil, suivant une figure linéaire, circulaire ou ponctuée ; mais cette supercherie est grossière, car on ne peut pas ainsi, empêcher les poils de repousser, et il suffit, d'autre part, à un médecin-expert d'examiner attentivement la partie dépourvue de poils, pour voir que les follicules pileux sont intacts, ou que le bleu du rasoir existe, ou enfin que les caractères cicatriciels spécifiques manquent à ce niveau.

Est-il facile, d'autre part, de dissimuler une cicatrice dans la région sourcilière? Non, à moins de coller des poils postiches sur la région qui en est dépourvue, ou bien de tatouer la cicatrice, ou encore simplement de cacher celle-ci avec les poils du voisinage, manœuvres grossières qu'un médecin un peu attentif aura bientôt démasquées.

Entre autres observations cliniques servant à établir que des cicatrices du sourcil peuvent avoir leur importance, comme signe d'identité, rappelons ici la célèbre consultation de Louis, par laquelle ce praticien distingué parvint à faire réintégrer un individu condamné à tort comme faussaire et imposteur. Pour les détails de cette affaire, nous renvoyons le lecteur à la relation qu'en ont faite MM. Briand et Chaudé, dans leur Traité de médecine légale. Mais nous contrôlons ici qu'une *cicatrice au sourcil*, suite d'un coup de pierre, fut constatée sur Baronnet, alors qu'on pensait trouver sur lui une cicatrice à la joue, qu'il n'avait réellement pas, car d'après le compte rendu, Babillot devait être porteur d'une cicatrice à la joue.

C'en est assez sur les cicatrices au niveau du sourcil, et nous pensons avoir suffisamment prouvé leur importance en médecine judiciaire, au point de vue de l'identité.

b. — *Nœvi materni.* — Les nœvi materni qu'on peut rencontrer aux sourcils sont à peu près les mêmes que ceux des autres régions. Ce sont des grains de café, vulgairement nommés grains-de-beauté ; des tumeurs érectiles, des envies couleur lie-de-vin, du tissu mélanique, etc., et autres anomalies sur lesquelles nous n'insisterons pas.

Nous dirons seulement qu'une cicatrice succèdera toujours à l'ablation chirurgicale du nœvus, et révèlera ainsi au médecin-expert l'existence de la particularité ancienne.

c. — *Affections chroniques généralement rebelles et*

*incurables.*— Les affections chroniques du sourcil qui, par leur tenacité, peuvent constituer des signes d'identité sont : des tumeurs telles que *loupes, verrues, kystes séreux, dermoïdes, sébacés et calcaires* (1).

Nous rappellerons ici que les kystes sébacés sont très-fréquents dans la région sourcilière, en raison des nombreuses glandes sébacées situées à ce niveau, dans l'épaisseur de la peau, et que la queue du sourcil est un des sièges de prédilection des kystes dermoïdes qui sont alors placés plus profondément que les kystes sébacés, adhérents qu'ils sont au squelette.

Les kystes dermoïdes auraient, à un point de vue histogénique, une origine branchiale; mais, selon M. Nicaise (2) leur mode de formation est inconnue, l'inclusion d'un petit sac de peau ne constituant pas toujours uniquement le procédé pathogénique. « M. Nicaise présente à l'appui de cette assertion une observation dans laquelle le développement du kyste dermoïde, réellement congénital, ne s'effectua rapidement qu'au moment de la puberté. Or, l'examen histologique montre que, s'il y a eu inclusion d'un lambeau cutané, celui-ci a sécrété à un moment donné de la matière sébacée, de façon à former un kyste sébacé dans cette enveloppe cutanée incluse. M. Nicaise en conclut qu'il suffit qu'il y ait inclusion congénitale d'un morceau de peau pour que, à un certain âge, sous l'influence de certaines étapes du développement de l'individu, il s'y opère un processus de

(1) Meyer. *Traité des maladies des yeux.*

(2) Mode de formation des kystes dermoïdes du sourcil, *Progrès médic.* Paris, 1883.

sécrétion qui engendre le kyste ; latent, pour ainsi dire jusqu'alors, il n'apparaît que par ce procédé » .

On pourrait faire entrer, parmi les affections chroniques du sourcil la particularité pathologique que M. Méricamp (1) a récemment signalée chez les épileptiques et que nous-même avons personnellement constatée, lors de notre internat à l'hospice de Bron, dans le service des épileptiques.

Cette particularité consiste en une déformation acquise de l'arcade orbitaire qui est fréquente et qui a son importance en médecine légale, non seulement dans les cas de simulations d'attaques d'épilepsie au conseil de révision, mais encore comme signe d'identité chez un épileptique réel : les chutes répétées des épileptiques se produisant habituellement sur la face, la partie externe de l'arcade orbitaire se trouve soumise à des contusions qui ont pour résultat une inflammation du périoste.

## B. — Paupières et Cils.

a. — *Cicatrices.* — Le tissu cicatriciel ne présente rien de particulier au niveau des paupières. Cependant comme la peau est très fine dans cette région, les cicatrices, dont la texture histologique est assez grossière, seront beaucoup plus visibles et manifestes qu'ailleurs, car elles trancheront, par leur aspect blanchâtre et nacré, sur l'aspect satiné et un peu bistré de la peau.

Nous ne répéterons pas ici ce que nous avons déjà dit

(2) *France médicale*, 5 mars 1879.

à propos du sourcil. Nous mentionnerons seulement que, dans le cas où la cicatrice serait linéaire, transversale et coïnciderait avec une des rides de la paupière, il serait plus difficile de l'apercevoir, masquée qu'elle serait alors par les replis de la paupière.

Le médecin-expert devra donc, le cas échéant, examiner avec attention la paupière et surtout les rides transversales qu'elle présente normalement.

Certaines plaies des paupières dues à un déchirement, avec irritation des tissus, ne se réparent qu'aux prix de cicatrices vicieuses qui, lorsqu'elles se rétractent, déforment complètement la fente palpébrale et défigurent ainsi les personnes qui en sont affligées. La difformité de ces cicatrices ne peut être, en partie, corrigée que par une opération chirurgicale (*Voir* obs. I).

b. — *Nœvi materni.* — Les nœvi materni vasculaires ou tumeurs érectiles au niveau des paupières (1) ont tantôt la forme de verrues rouge écarlate, dans laquelle le toucher rencontre des battements artériels, tantôt la forme de plaques rouges. Ces nœvi sont presque toujours congénitaux, ont leur siège favori à la périphérie de la paupière et peuvent rester stationnaires ou s'accroître.

c. — *Affections chroniques généralement rebelles et incurables.* — Les affections chroniques ou congénitales, susceptibles de constituer des marques d'individualité, sont tellement nombreuses que nous ne ferons que les mentionner sommairement, car il serait vraiment trop long de les décrire ici.

Nous ne ferons donc, à propos de chacune d'elles, que

(1) Follin, *Path. ext.* 4e vol.

nous arrêter aux particularités d'un intérêt purement médico-légal, renvoyant pour les descriptions d'un ordre uniquement pathologique, aux traités spéciaux de chirurgie et de médecine. Et d'abord, procédant par élimination, nous ne comprendrons pas dans ce cadre les affections chroniques de nature syphilitique, scrofuleuse, albuminurique ou rhumatismale, etc. ; car un traitement spécifique, consciencieusement suivi, peut le plus souvent les faire disparaître, sans qu'il en reste aucune trace. Nous ne signalerons que les maladies tellement enracinées que la guérison spontanée en est rare, et qu'une opération chirurgicale seule peut en avoir raison. Or, nous savons qu'en pareil cas, il reste toujours, au niveau de la partie opérée, une cicatrice, marque indélébile de l'affection ancienne.

*Seborrhée des paupières.* — Cette maladie consiste en une augmentation de la sécrétion sébacée : la peau des paupières est alors couverte d'un enduit huileux ou de petites pellicules jaunâtres. Il s'agit donc là d'une infirmité cutanée qui disparait entièrement après une lotion appropriée, mais qui se reproduit fatalement quelques heures après le lavage et constitue ainsi une affection des plus rebelles tenant au tempérament acnéique de l'individu et créant ainsi pour lui, en quelque sorte, une marque d'identité peu sérieuse, puisqu'elle est fugace, mais enfin digne d'être signalée.

*Ephidrose.* — L'éphidrose est une hypersécrétion des glandes sudorifiques dans laquelle les paupières se couvrent d'une couche de sueur qui, aussitôt enlevée, reparait de nouveau. Cette infirmité est fréquente chez les personnes sujettes aux transpirations et peut constituer pour elles, au même titre que la séborrhée palpébrale, un signe d'identité.

*Chromidose.* — C'est une maladie assez curieuse, caractérisée par une coloration bleu foncé ou brunâtre des paupières. La peau des paupières sécrète cette matière colorante, qui forme ainsi à sa surface un pigment caractéristique résistant à des lavages à l'eau pure, mais que, s'il en faut croire M. Meyer (1) et quelques autres ophthalmologistes, des lotions avec l'huile et la glycérine enlèvent facilement. Après chaque lotion, la sécrétion reparaît; de sorte qu'il s'agit bien là d'une affection chronique tout à fait rebelle, dont la guérison définitive est très rare. On cite dans la science deux ou trois cas de simulation de cette singulière maladie (2). Un expert, appelé dans cette circonstance, devra donc se tenir en garde contre toute supercherie, et mettre le prévenu en observation de manière à constater si la sécrétion une fois enlevée se reproduit ensuite, c'est-à-dire si la maladie est réelle. La chromidrose affecte presque toujours le sexe féminin et particulièrement les femmes hystériques (3). Nous pouvons ajouter que, parmi les femmes, ce sont surtout les brunes qui y seraient le plus prédisposées. Nous avons pu relever à la clinique ophthalmologique deux cas de chromidrose (*Voir* obs. II et III) ; des lavages à l'eau tiède n'ont pu enlever la coloration bleue. Il est vrai qu'on n'a pas essayé les lotions à la glycérine et à l'huile.

(1) Meyer, *Traité des maladies de la peau.*
(2) Abadie, *Maladies des yeux.*
(3) Meyer, *loc. cit.*

*Œdème idiophatique des paupières.* — En dehors des œdèmes palpébraux, symptomatiques d'une affection oculaire d'origine cardiaque ou braghtique, œdèmes qui disparaissent avec la cause qui les a produits, il existe un certain œdème idiopathique siégeant surtout au niveau de la paupière inférieure, qui forme alors une sorte de poche pendante plus prononcée le matin, et diminuant de volume pendant la journée (1). Cette affection, à laquelle il est difficile d'assigner une cause directe, est presque toujours rebelle à tout traitement et peut constituer de la sorte un caractère individuel qu'il est bon de mentionner. On a rencontré quelquefois chez les Allemands du Palatinat, qui, comme on le sait, sont très friands de la viande de porc, un œdème palpébral dû à la trichinose (2).

*Blépharite ciliaire à marche chronique.*—La blépharite ciliaire chronique amène à la longue la chute des cils et un épaississement du bord libre des paupières avec croûtes et excoriations à ce niveau. Cette maladie a aussi son importance en médecine légale, car elle peut être simulée (3).

On amène, en effet, par l'arrachement des cils et par l'application de substances irritantes, une inflammation du bord libre des paupières. Si la simulation est récente, elle est facilement démasquée; mais si les manœuvres provocatrices sont appliquées depuis longtemps, la maladie devient réelle et, dans ce cas, l'expert peut se trou-

(1) Meyer, *loc. cit.*

(2) Dernier rapport de MM. Brouardel et Granchet, *in Bull. de l'Acad. de méd.*, janvier 1884.

(3) Galezowski, *Traité des maladies des yeux.* — Lutaud, *méd. lég.*

ver embarrassé ; il devra alors s'aider des commémoratifs.

*Tumeurs des paupières.* — Parmi les tumeurs des paupières susceptibles de constituer des signes d'identité pathologiques, nous citerons le *chalazion*, le *millium ou millet*, le *molluscum*, les *kystes transparents*, les *fibromes*, les *sarcomes*, le *lupus*, l'*épithelioma* et le *xanthelasma*. Toutes ces petites tumeurs, différentes d'aspect, et très bien décrites dans les ouvrages classiques spéciaux, sont susceptibles d'être opérées ; mais, à leur place, le médecin-expert trouvera des cicatrices révélant leur existence antérieure.

*Le blépharospasme*, affection souvent symptomatique d'une névrose ; le *symblépharon*, l'*ankyloblepharon*, le *blepharophimosis*, l'*écartement anormal de la fente palpébrale* symptomatique, soit d'une paralysie du muscle orbiculaire, soit d'un goitre exophthalmique, sont autant d'affections rebelles qui méritent d'être signalées au point de vue qui nous occupe.

Le *trichiasis*, le *distichiasis* doivent ici trouver leur place, ainsi que l'*entropion* et l'*ectropion*, qui peuvent se compliquer les uns les autres. Il n'est pas rare de voir coexister avec ces maladies des conjonctivites et des kératites consécutives à l'irritation perpétuelle apportée au globe de l'œil, soit par le frottement des cils, d'une part, soit par l'action de l'air atmosphérique sur le globe oculaire qui n'est plus protégé, d'autre part.

Le trichiasis et le distichiasis peuvent céder à diverses opérations chirurgicales qui laissent après elles, sous forme de cicatrices, des signes de leur intervention. Le *coloboma* et l'*epicanthus* sont deux anomalies ordinairement congénitales, auxquelles on ne peut guère remédier que par une opération chirurgicale. Quoiqu'assez rares, nous devions les mentionner ici.

*Ptosis, chute de la paupière supérieure.* — Le ptosis est consécutif à la paralysie de la 3me paire (muscle releveur de la paupière supérieure) et est souvent symptomatique de l'ataxie locomotrice. Il ne constitue pas un signe d'identité pathologique bien précieux, parce que le traitement par l'électricité peut en amener, à la longue, la disparition; mais on a assez souvent relevé la simulation de cette maladie, nous avons dû nous y arrêter un peu. On a cherché à simuler la blépharoptose par la compression prolongée de l'œil, au moyen d'un bandage, ce qui amenait un léger abaissement de la paupière. Mais il suffit alors de faire regarder l'individu en haut, pour s'apercevoir que les mouvements d'élévation des paupières, dans les deux yeux, sont d'égale force et que le ptosis artificiel n'est que l'effet d'une contraction prolongée de l'orbiculaire, qui cessera, dès qu'on aura empêché le malade de continuer la fraude. (1)

Nous en avons fini avec les signes pathologiques d'identité siégeant au niveau des paupières. Le fait qui ressort des matières contenues dans ce paragraphe, c'est que, d'une façon générale, les marques pathologiques d'individualité, tant congénitales qu'acquises, ne peuvent disparaitre qu'au prix d'une cicatrice qui en révèle l'existence antérieure. Mais, nous objectera-t-on, comment le médecin-expert pourra-t-il, à la vue d'une cica-

(1) Galezowski, *loc. cit.*

trice, diagnostiquer son origine chirurgicale? L'objection est sérieuse ; et, quoique, dans bien des cas, l'expert, s'il est bon chirurgien, arrivera à tirer de la forme et de la direction même d'une cicatrice, des renseignements sur sa cause chirurgicale ou autre, il pourra arriver assez souvent, d'autre part, que sa sagacité soit prise au dépourvu et qu'il ne puisse pas se prononcer. Il devra alors s'aider des commémoratifs, mais, en tous cas, être très réservé.

### C. — Conjonctives.

Les maladies des conjonctives palpébrale et bulbaire sont presque toutes à marche aiguë ; nous ne trouvons donc guère, parmi elles, des éléments que nous puissions faire entrer en ligne de compte dans une question d'identité pathologique.

Nous ne mentionnerons, comme signes individuels localisés à ce niveau, que les cicatrices, nœvi materni, certaines tumeurs rebelles et certaines conjonctivites chroniques à peu près incurables.

*Cicatrices.* — Les cicatrices sont au niveau des membranes muqueuses ce qu'elles sont du côté de la peau, c'est-à-dire constituées par un tissu fibreux d'un aspect violacé ou blanchâtre, selon qu'elles sont récentes ou anciennes. Mais comme sur les muqueuses le tissu cicatriciel peut plus ou moins être atténué par les produits de sécrétion de ces membranes, il faudra le rechercher avec attention, en pratiquant préalablement des lavages.

de manière à débarrasser la muqueuse du mucus qui la recouvre. Cette attention de l'expert redoublera, s'il s'agit de la muqueuse conjonctivale, qui se trouve, par sa situation anatomique, tout à fait cachée par la paupière. On aura donc soin, dans la recherche d'une cicatrice conjonctivale, de renverser les paupières, de laver les conjonctives avec un irrigateur à eau tiède, d'inspecter avec soin, au moyen de la lumière oblique et de la loupe, toute la surface muqueuse palpébrale et bulbaire, et notamment les culs-de-sac. En procédant de cette façon, on arrivera, sans trop de difficultés, à découvrir une cicatrice, si celle-ci existe, à en étudier la forme et à en diagnostiquer la nature et la cause. Les cicatrices conjonctivales résultent généralement de brûlures accidentelles, de cautérisations trop intenses, de l'action de petits corps étrangers, piquants, coupants ou contondants, de réparation pathologique à la suite de conjonctivites purulentes ayant guéri au prix d'une perte de substance, et enfin d'opérations chirurgicales exercées au niveau de la conjonctive. Le médecin expert devra, autant que possible, démêler la cause et la nature d'une cicatrice conjonctivale, et, pour cela, il s'aidera des commémoratifs et de l'aspect même de la cicatrice. Il devra en outre se rappeler que la maladie de la conjonctive, connue sous le nom de *xérosis partiel*, produit souvent sur la membrane muqueuse, palpébrale et bulbaire, des taches blanchâtres, grisâtres, d'un reflet nacré (1) présentant tous les caractères des taches cicatricielles.

Les simulations, aussi bien que les dissimulations de cicatrices sont très rares au niveau de la conjonctive.

(1) Meyer, *loc. cit*

*Nœvi materni.* — Les nœvi materni ne sont pas fréquents au niveau de la conjonctive. Quand ils existent, ils consistent toujours en tumeurs érectiles, généralement congénitales, et leur présence sur la conjonctive palpébrale est toujours due à la propagation d'une tumeur de la paupière (1).

On a signalé aussi des taches pigmentaires occupant surtout la conjonctive bulbaire et faisant une légère saillie à la surface.

*Tumeurs rebelles* (2).— Les tumeurs de la conjonctive, qui ne peuvent disparaître qu'à la suite d'une opération chirurgicale, sont des *lypômes,* des *polypes,* de *petits kystes muqueux* des *tumeurs dermoïdes (Voir* obs. IV), du *lupus*, de l'*épithélioma,* le *cancer-mélanique* ou *médullaire* (rare). — Outre ces tumeurs, on rencontre encore, au niveau des conjonctives, des affections plus bizarres, telles que : la *lithiase conjonctivale,* résultant de la dégénérescence calcaire du produit sécrété par les glandes de Meibomius et se présentant sous forme de petites concrétions blanchâtres de la grosseur d'une tête d'épingle ; le *pinguicula,* petite tumeur jaune, blanchâtre, située près du bord de la cornée et ressemblant assez, par sa structure, à du tissu cicatriciel. Les pinguicula ne se montrent qu'à un âge avancé ; leur présence peut servir à la détermination de cet âge dans certaines circonstances.

*Conjonctivites chroniques de nature spécifique.* — Certaines conjonctivites chroniques peuvent, par leur per-

(1) Fallin, *Path. ext.*, 4me vol.
(2) Meyer, *loc. cit.*

sistance, leur nature et aspect spécifiques, constituer une marque d'individualité. Ce sont l'*ophthalmie granulaire*, connue sous le nom de « trachôme », maladie parfois rebelle à toute thérapeutique ; le *pterygion*, espèce de cône charnu, situé vers l'angle interne de l'œil et empiétant par son sommet sur un point périphérique de la cornée. Le pterygion, qui d'ailleurs ne disparaît jamais spontanément, peut rester indéfiniment stationnaire (1) et ne céder qu'à une intervention chirurgicale (ligature), laissant après elle une tache cicatricielle.

*Xérosis.* — Nous avons dit, à propos des cicatrices de la conjonctive, qu'il était une maladie qui les simulait beaucoup. Cette maladie est le xérosis et consiste en un dessèchement partiel de la conjonctive dû à l'atrophie des éléments sécréteurs de la muqueuse elle-même.

Telles sont, croyons-nous, les altérations de la conjonctive, qu'un médecin expert peut être appelé à constater, dans un cas d'identité.

Il est inutile de nous répéter, pour discuter la valeur de ces signes, au point de vue médico-judiciaire.

## D. — Appareil lacrymal

L'appareil lacrymal fournit fort peu d'altérations qui intéressent le médecin légiste, dans une question d'identité. Nous devons cependant mentionner :

(1) Meyer, *loc. cit.*

1° Les tumeurs de la glande lacrymale, telles que : les *fibrômes, sarcômes, kystes hydatiques*, et le *dacryops* :

2° Les *fistules lacrymales anciennes* ; le *larmoiement* ou *épiphora* ; la *dacryocystite chronique* ;

3° L'*hypertrophie et la dégénérescence de la caroncule lacrymale*.

*N. B.* — La déviation et l'obstruction des points lacrymaux, l'oblitération ou la coarctation des conduits lacrymaux ou du canal nasal sont susceptibles de guérison, et, par conséquent, ne peuvent constituer, pour le médecin légiste, des signes pathologiques à peu près constants d'identité.

Nous n'avons fait que citer ici les altérations que nous avions en vue. Les décrire nous eût entraîné tout à fait trop loin et nous eût fait d'ailleurs sortir de notre cadre.

On peut encore rencontrer, au niveau de l'appareil lacrymal, des *cicatrices indélébiles*, suite d'opérations chirurgicales, de brûlures, de contusions et de plaies de toutes sortes.

### E. — Muscles de l'œil

La paralysie et la rétraction des muscles de l'œil se confondent, au point de vue médico-légal et notamment au point de vue de l'identité qui nous concerne, avec le strabisme et la diplopie qui en sont la conséquence.

Nous envisagerons donc, comme susceptibles de

constituer des marques d'individualité, certains cas incurables de strabisme, de diplopie, auxquels nous ajouterons l'infirmité connue sous le nom de *nystagmus*.

*Strabisme.* — Le strabisme s'établit généralement et progressivement chez les enfants, à l'époque où ils apprennent à lire et à écrire. Ce strabisme est presque toujours un strabisme interne. L'expert devra donc se rappeler qu'il existe un autre genre de strabisme qui éclate brusquement dans l'âge adulte sous l'influence de la syphilis : ce strabisme peut affecter tous les muscles de l'œil, la syphilis n'épargnant aucun de ces muscles. Le strabisme syphilitique peut disparaitre à la suite d'un traitement approprié.

On peut simuler le strabisme (1), et on y réussit d'autant mieux qu'on s'est exercé à ces simulations, pendant l'enfance. Il est facile en effet d'imiter le strabisme convergent, parce que c'est sur le muscle droit interne que nous avons le plus d'influence de volonté.

Jules Cloquet (2) cite le cas d'un strabisme simulé par un enfant et devenu permanent et réel à la fin. En cas de strabisme douteux, l'expert devra soumettre le malade à un examen attentif, pendant un certain temps; il verra tôt ou tard, s'il y a simulation, l'œil se fatiguer et le muscle se relâcher.

Le diagnostic sera facilité aussi par l'examen de l'intérieur de l'œil, de même que par l'absence de toute cause morbide.

(1) Galezowski. — *Traité des maladies des yeux.* — Considérations méd. judic.

(2) *Dictionnaire* en 21 vol., art. strabisme, t. XIX, p. 524.

La simulation de la diplopie n'est pas fréquente, mais se présente quelquefois. La découverte de la fraude pourra se faire avec un verre rouge ou bleu (*Voir* obs. V), La diplopie en effet, — dit Galezowski (1), « peut se présenter soit aux images homonymes, soit aux images croisées, ce qui nous permettra de conclure qu'il s'agit de la paralysie d'un des trois nerfs moteurs de l'œil. On cherchera donc l'une de ces paralysies, et, comme le malade ne peut pas connaître exactement toutes les modifications qui se produisent dans les images avec le changement de position de la bougie, ses réponses seront contradictoires ; les symptômes n'appartiendront à aucune paralysie connue, ce qui naturellement trahira la supercherie. L'épreuve pourra être faite avec un verre prismatique placé dans des directions différentes, pour s'informer si l'individu annonce exactement ce qu'il voit, ou s'il cherche à tromper l'expert dans cette épreuve ».

*Nystagmus.* — Certains individus peuvent à volonté (2) imprimer des mouvements oscillatoires rapides à leurs yeux ; mais si on examine la nature des mouvements, pour découvrir la différence qui existe entre les mouvements pathologiques et les mouvements artificiels, on voit, dans le premier cas, que l'œil est tremblottant, tandis que dans le second ce sont de vrais mouvements rotatoires tournant en cercle.

Si on pousse plus loin l'examen, on verra qu'au bout d'un certain temps, le simulateur étant las, interrompt ses mouvements.

(1) *Loc. cit.*

(2) Galezowski. — *Traité des maladies des yeux.* — Considérations méd. lég.

### § 4. — Signes d'identité professionnelle.

Les stigmates professionnels ont, depuis longtemps, intéressé les médecins légistes. Nous avons donc cherché à réunir dans un paragraphe toutes les modifications que les différentes professions ont pu apporter aux annexes de l'œil. Les auteurs qui se sont spécialement occupés des questions d'identité professionnelle ont fort peu relevé de signes spécifiques au niveau des organes que nous envisageons ici. Nous avons pensé qu'il y avait là une lacune que nous devions essayer, sinon de remplir, du moins d'effacer un peu, indiquant ainsi la route à suivre à de plus autorisés que nous. En passant successivement en revue les professions aussi nombreuses que variées, dans lesquelles les organes de la vision sont sans cesse exposés à certaines atteintes, il nous a semblé qu'on pouvait tirer de là quelques indications profitables à notre étude sur les annexes de l'œil

M. le docteur Villebrun (1) a parfaitement réussi à réunir un certain nombre de signes professionnels siégeant au niveau des ongles. C'est un travail semblable que nous allons essayer de faire pour les annexes de l'œil.

(1) *Des ongles et de leur importance en médecine judiciaire*, thèse inaugurale. Lyon, 1883.

A. — SOURCILS.

Toutes les professions, qui obligent les ouvriers à vivre dans un milieu surchargé de poussière, peuvent faire subir aux sourcils des modifications diverses, suivant la nature des corps poussiéreux. Des particules ténues de la matière élaborée s'insinuent insensiblement, mais fatalement, dans les cheveux, la barbe et surtout les *sourcils* des ouvriers qui vivent dans cette atmosphère professionnelle ; ces poussières se mêlent aux poils sourciliers, y adhèrent, s'y incrustent en quelque sorte et finissent par donner une physionomie particulière aux sourcils qui leur ont donné asile. Les ouvriers, assez peu soigneux de leur personne en général, laissent les choses aller leur train, si bien qu'à la fin ils se débarassent très difficilement des incrustations poussiéreuses dont leurs sourcils sont le siège. — Tels sont, dans ce tableau synoptique, les ouvriers qui présentent ainsi, du côté des sourcils, des stigmates professionnels.

| | |
|---|---|
| *Charbonniers, chauffeurs de chemin de fer, houilleurs* ..... | Sourcils poussiéreux et colorés en noir par la poudre de charbon de terre. |
| *Fumistes*................. ...... | Suie en poudre. |
| *Meuniers, boulangers*.......... | Poussière de farine (réaction de l'iode). |
| *Armuriers*.................... | Substance noire et grasse composée de corps gras, d'oxyde de fer et de poudre de chasse. |
| *Artificiers*. ................. | Poussière noire composée de salpêtre, de soufre, de charbon, etc. |

| | |
|---|---|
| *Aiguiseurs, casseurs de pierre, marbriers, sculpteurs........* | Poussière siliceuse. |
| *Chaudronniers...............* | Poussière noire d'oxyde de cuivre et d'oxyde de fer. |
| *Tourneurs sur métaux, limeurs de fer ou de cuivre..........* | Poussière de ces métaux. (Les ouvriers sur cuivre ont une teinte verdâtre des sourcils, et pour cette raison s'appellent entre eux « verts-de-gris ».) |
| *Ebénistes...................* | Poussière noire. |
| *Mineurs....................* | Poussières de diverses natures, suivant les minéraux extraits. |
| *Serruriers..................* | Limaille de fer et de cuivre. |
| *Plâtriers, maçons............* | Plâtre en poussière ou desséché. |
| *Ouvriers en feuillages artificiels.* | Poussière verte d'arsénite de cuivre. |
| *Hommes élégants, femmes du demi-monde et... autres.....* | Différents noirs ou cosmétiques, poudre de riz, etc. |

## B. — Paupières.

| | |
|---|---|
| *Mineurs, carriers, artificiers, ouvriers des manufactures d'armes et arsenaux...........* | Incrustation sous forme de tatouage, de grains de poudre de différente nature |
| *Elégantes, femmes du demi-monde, courtisanes, etc......* | Elongation artificielle de la fente palpébrale au moyen d'un trait tracé avec différents crayons, notamment le nitrate d'argent. |

## C. — Cils.

Mêmes particularités professionnelles qu'aux sourcils. Nous dirons de plus que certains ouvriers, tels que les *batteurs en grange* et ceux qui travaillent le sulfate de cuivre, l'arsénite de cuivre, etc., sont exposés, à cause du séjour prolongé qu'ils font dans une atmosphère surchargée de poussières plus ou moins irritantes ou toxiques, à une enflammation du bord libre des paupières qui peut provoquer elle-même la chute définitive des cils. L'absence des cils constituera donc dans cette circonstance un signe professionnel d'identité. Les vidangeurs présentent parfois une blépharite ciliaire occasionnée par les gaz irritants qui émanent des fosses d'aisances.

### D. — Conjonctives.

La conjonctive bulbaire peut, quoique plus rarement, être le siège des mêmes tatouages professionnels que la paupière. Elle est en outre susceptible de s'enflammer, lorsqu'elle est exposée à certaines vapeurs ou poussières irritantes et toxiques. On a ainsi de véritables *conjonctivites professionnelles* (1).

Les gens les plus exposés à ces sortes de maladies professionnelles sont :

1° *Les ouvriers ou ouvrières qui travaillent l'arsénite de cuivre* (2) ;

2° *Les chimistes qui font des manipulations dans les laboratoires ;*

3° *Les vidangeurs qui sont exposés aux vapeurs ammoniacales des fosses d'aisances*, etc ;

Les autres appareils accessoires du globe oculaire ne présentent aucun signe professionnel

(1) *Annales d'hygiène* 1849 et Max Vernoy *Annales d'hygiène*, 1862.
(2) Kittel. *The Lancet* 1873.

### § 5. — Signes d'identité thanatologique

Par identité thanatologique, nous n'entendons pas ici les signes cadavériques, c'est-à-dire les lésions et autres altérations anatomiques que l'on peut relever sur la personne morte; nous envisageons les signes inhérents à la mort même, ceux qui peuvent faire reconnaître qu'une personne a cessé de vivre. Nous avons donc pensé bien faire en reliant à ce travail l'étude des marques que la mort est susceptible d'imprimer aux annexes de l'œil. Hippocrate lui-même (1) donne, entr'autres signes de mort, les caractères suivants : « Yeux caves, poils des cils « parsemés d'une espèce de poussière d'un blanc terne.» On doit en outre ajouter « *yeux ouverts* », car il est aujourd'hui admis par tout le monde qu'au moment de la mort, la paupière s'entr'ouve, d'où cette tendre et pieuse coutume, dans les familles, de venir fermer les yeux de celui qui n'est plus.

M. Galezowski (2) a fait au congrès de médecine légale qui s'est ouvert à Paris en août 1878, une communication sur l'état des paupières après la mort. Sur trente cas observés, M. Galezowski en trouve neuf, dans lesquels les paupières étaient complètement fermées, au moment de la mort. Onze, dans lesquels l'ouverture palpébrale

(1) Hipp. *de Morbis*, sect. 5.
(2) Congrès de méd. lég. de Paris, 1878.

plus ou moins accusée au moment de la mort, ne s'était pas entièrement effacée après; six, dans lesquels l'ouverture palpébrale d'abord très manifeste, au moment de la mort s'était peu à peu rétrécie et avait fini par disparaître au bout de quelques heures; quatre cas enfin, dans lesquels les deux yeux s'étaient ouverts au moment de la mort; mais, au bout d'un certain temps, l'un des deux yeux s'était refermé, tandis que l'autre restait ouvert. De cette statistique il ressort qu'on meurt les yeux généralement ouverts, mais que ce phénomène est inconstant et qu'à lui seul, il ne peut pas constituer une caractéristique de la mort.

Les yeux s'entr'ouvent donc généralement au moment de la mort, de la même manière et par le même mécanisme que la bouche, l'iris, l'orifice anale, etc., c'est-à-dire par suite du relâchement des sphincters. Il se passe même, du côté des fibrilles musculaires de l'appareil lacrymal, quelque chose d'analogue, puisque de nombreux auteurs ont constaté l'expulsion d'une grosse larme, en même temps que le relèvement de la paupière, au moment du dernier soupir.

Ce phénomène ressort en effet d'un travail de M. Müller sur les *signes de la mort fournis par l'appareil de la vision* (1), travail, dont nous allons donner ici une courte analyse.

Quel est l'état des paupières au moment de l'agonie, c'est-à-dire quelques heures avant la mort? Il y a, à propos de cette question, quelques divergences parmi les auteurs : les uns, avec M. le professeur Tourdes (2), pré-

(1) Thèse de Strasbourg, 1870.
(2) *Dict. encyclop. des sciences méd.*, art. Cadavre, Paris, 1870.

tendent que les paupières, s'ouvrant au moment du dernier soupir, doivent se trouver fermées pendant l'agonie ; d'autres, avec M. Van Hasselt (1), disent qu'au moment de l'agonie, les yeux sont déjà ouverts et, par conséquent, restent dans cet état au moment de la mort. M. Parrot (2) parait se ranger à cette dernière assertion.

La vérité serait entre ces deux opinions, selon M. Müller que son expérience personnelle amène à affirmer la variabilité de l'état d'occlusion ou d'ouverture de la fente palpébrale au moment de l'agonie. Quant à l'état des paupières après la mort, les auteurs s'accordent à reconnaitre, qu'au moment du dernier soupir *les yeux sont ouverts*, qu'ils l'aient été ou non, au moment de l'agonie. Le même phénomène a été observé sur les animaux qu'on sacrifie, sur les suppliciés et sur les gens frappés par la foudre : dans ces trois cas, la mort a été subite, d'où il faut conclure que les caractères thanatologiques sont indépendants du genre de mort. M. Müller attribue la cause de cet état des yeux, au moment de la mort, à la paralysie plus rapide des sphincters relativement à celle des autres muscles.

Et voici comment cet auteur s'exprime, pour émettre cette opinion : « Il est naturel de rechercher l'explication de ce fait dans l'innervation différente des muscles antagonistes des paupières ; la cause, d'après nous, réside dans une paralysie prématurée du sphincter et plus tardive du releveur de la paupière supérieure. Le sphincter est innervé par le facial, le releveur l'est par une bran-

(1) *Die Lehre vom. Tode und Scheintod*, Braunschw., 1862.
(2) *Dict. encycl.*, art. agonie.

che du moteur oculaire commun. On peut se demander si les fonctions du facial ne cesseraient pas plus tôt que celles du moteur oculaire commun.

« ..... Du reste, nous trouvons, dans l'origine du nerf en question, une disposition qui rend assez probable la priorité de la paralysie du facial. En effet, l'un naît du bulbe, tandis que l'oculo-moteur commun naît des pédoncules cérébraux, et, comme la mort se traduit le plus souvent par l'asphyxie (küss), laquelle se fait tout d'abord sentir sur le bulbe, il est naturel que le facial se trouve paralysé, alors que l'oculo-moteur commun ne l'est pas encore. »

Si nous examinons l'état des conjonctives, pendant l'agonie, nous voyons (1) qu'elle perd sa sensibilité, et notre expérience personnelle nous a prouvé que, lorsqu'on touche le globe oculaire d'un moribond, celui-ci ne paraît nullement avoir ressenti l'impression digitale, puisque aucun mouvement de l'œil ne suit le toucher.

Du côté de l'appareil lacrymal, M. Müller reconnait, avec M. Tourdes (2), qu'une dernière sécrétion de larmes coïncidant avec la sueur glaciale du front, précède de quelques instants la mort. Au moment du dernier soupir, une grosse larme roule sur la joue, pendant que les paupières s'entr'ouvrent.

Des modifications importantes sont aussi apportées par la mort à l'attitude du globe de l'œil. Les muscles, qui font mouvoir cet organe dans la cavité orbitaire, ne se comportent pas tous, au moment de la mort, d'une façon synergique.

(1) Tourdes, *loc. cit.*
(2) Tourdes, *loc. cit.*

Tous les auteurs s'accordent à reconnaître que les moribonds ont, quelques instants avant de rendre le dernier soupir, une attitude spéciale du globe de l'œil, attitude qui imprime à leur physionomie une expression particulière. Van-Hasselt (1) attribue cette particularité nécrologique du globe oculaire au parallélisme des axes optiques. Pendant la vie, ces axes sont convergents ; au moment de la mort, ils deviennent parallèles et même un peu *divergents*, ajoute M. Müller. Outre cette tendance au strabisme externe, cet auteur a constaté expérimentalement que l'œil, au moment de la mort, subit très fréquemment un mouvement de rotation autour d'un axe fictif, passant par les angles externes et internes de l'œil, mouvement de rotation qui s'exécute le plus souvent de bas en haut « de sorte que les individus morts et couchés sur le dos paraissent regarder au plafond un objet situé derrière leur tête. » Müller trouve l'explication de ce strabisme externe dans la diversité d'origine des racines nerveuses de l'oculo-moteur externe ayant son origine plus éloignée du centre respiratoire que l'oculo-moteur commun.

Nous n'avons, pour notre part, rien à ajouter à cette analyse de la Thèse de M. Müller. Ses assertions reposent sur des faits expérimentaux, et nous acceptons complètement sa manière de voir pour tout ce qui, dans son travail, concerne les annexes de l'œil. Nous ferons seulement quelques réserves sur sa façon d'envisager, comme constant, l'état d'ouverture de la fente palpé-

(1) Van-Hasselt, *loc. cit.*

brale au moment de la mort. Pour nous c'est là un caractère fréquent mais non constant.

Tels sont tous les signes de mort que nous avons pu réunir au niveau des annexes de l'œil. Il était bon de les mentionner ici, car quelques-uns d'entre eux existent presque toujours; mais nous n'oserions affirmer qu'à eux seuls ils puissent faire diagnostiquer la mort.

Ils n'en constituent pas moins de bons signes, s'ils viennent corroborer les autres phénomènes plus importants.

---

## OBSERVATIONS

### RELATIVES AUX QUESTIONS D'IDENTITÉ

---

### OBSERVATION I

(Clinique opht.)

**Cicatrice vicieuse de la paupière, consécutive à une large plaie de la face.**

La nommée A. P., 27 ans, dentellière, entre dans le service le 13 septembre 1876; cette jeune fille raconte que, s'étant penchée sur une voiture, la roue en tournant lui a emporté en diagonale une partie de la peau de la face. Malgré une restauration faite au moyen de nombreuses épingles, la cicatrice fut extrêmement vicieuse. La paupière est restée renversée en bas, formant une gouttière qui, commençant en pointe vers l'angle externe de l'œil, s'évase en entonnoir vers le grand angle. La peau était soudée au bord inférieur de l'orbite, et c'était là une des raisons pour lesquelles la cicatrice affectait cette forme. Une chose remarquable c'est qu'avec une si grande déformation du grand angle, l'œil ne larmoyait pas, il fallait ou l'air vif ou un travail d'application trop longtemps soutenu, pour amener l'hypersécrétion des larmes.

Le 3 octobre 1876, première opération : on prend sur le côté du nez un lambeau triangulaire dont on fait tomber la pointe entre les deux sourcils, et la base un peu au-dessus de l'aile du nez. Puis, quart de rotation de ce lambeau sur sa base et engagement dans une incision faite parallèlement au rebord orbitaire. Incision qui permet de délivrer la paupière de ses attaches avec l'os. Un point de suture a été fixé au grand angle et celui-ci complètement rétabli. Malheureusement le système de cicatrice a tiré en bas et en avant la paupière inférieure et a reformé en partie la gouttière. La gouttière a 0,085$^{\text{mm}}$ de profondeur, il faudra donc reporter en arrière la paupière de cette quantité.

« La seconde opération a eu pour but de détacher la base du « lambeau préalablement taillé et de la faire remonter vers « l'angle interne, de manière à s'opposer au tiraillement produit « par la cicatrice qui sillonne la partie latérale du nez.

« Cette deuxième opération a eu un très heureux résultat et a « remonté l'angle interne. Pour achever de perfectionner « celui-ci, on l'a rétréci au moyen d'un point de suture. En « somme le résultat a été très bon et la physionomie de la malade « entièrement améliorée. » (*Note de M. le professeur Gayet*).

Il restera toujours une cicatrice indélébile, mais une cicatrice bien moins défigurante que l'ancienne.

## OBSERVATION II

(Clinique ophth.)

**Tâche pigmentaire de la paupière inférieure, chromidrose.**

Le nommé O. P., ecclésiastique, se présente à la clinique de M. le professeur Gayet, le 10 mars 1882.

Depuis un mois et demi, ce malade s'aperçoit de la présence de petits points noirs sur la paupière inférieure. Ces taches résistent à un lavage à l'eau chaude. Le malade n'a pas reparu depuis.

## OBSERVATION III

(Clinique de M. le Professeur Gayet)

**Kératite panneuse, granulations, chromidrose**

La nommée B. C , âgée de 20 ans, frangeuse, se présente à la clinique pour la première fois, le 25 février 1878 avec des granulations : elle subit un traitement au sulfate de cuivre qui amène des améliorations très notables, malheureusement suivies de rechutes aussi nombreuses. En 1880, le 1er mars, en l'examinant, M. le professeur Gayet voit sur sa paupière supérieure gauche, près de la racine des cils, des taches petites et ressemblant à celles qu'aurait produites du nitrate d'argent employé comme teinture. A la visite suivante le même phénomène est constaté, la malade nie toujours s'être « *fait les yeux* ». Les taches résistent à un lavage énergique à l'eau et au frottement fait avec un linge rude. Le 9 mars, M. Gayet écrit sur l'observation : « Y aurait-il de la chromidrose ? »

Le 16 mars, « toujours la même mention ».

Le 6 avril nous trouvons la mention « Il y a évidemment là de la chromidrose » et un dessin schématique est joint à l'observation pour indiquer la situation de cette anomalie de coloration.

Le 2 mai, le 11 mai, le diagnostic se confirme.

Le 14 septembre, nous trouvons écrit : « La chromidrose est plus évidente que jamais. » La malade revue depuis, à de nombreuses reprises, présente chaque fois le même état des paupières, et notre maître, M. le Professeur Gayet, ne manque jamais de la montrer à ses élèves. Cette malade a été revue pour la dernière fois à la clinique en juillet et août 1883.

## OBSERVATION IV

(Clinique ophth.)

**Tumeur dermoïde conjonctivale à l'œil droit.**

L. M., 10 ans, entre à la clinique le 31 octobre 1883.

Le petit malade entre pour deux tumeurs de l'œil droit, d'origine congénitale ; elles sont constituées par deux petites masses : l'une est située à l'angle externe de l'œil, sur la conjonctive. Elle se présente sous la forme d'une masse molle aplatie qu'on voit bien en écartant les paupières et en faisant regarder fortement le malade en dedans ; elle mesure près d'un centimètre en hauteur, et son bord externe se perd sous la paupière ; l'autre, du volume d'une grosse lentille, est située au point de réunion de la cornée et de la conjonctive ; elle est de couleur blanche, paraît molle au toucher, et est peu vasculaire.

A l'éclairage oblique on aperçoit, à sa surface, de petits poils, elles ne gênent nullement la vue, mais amènent quelquefois du larmoiement.

10 novembre. Ablation de la tumeur cornéenne.

12 novembre. La plaie est en voie de cicatrisation.

18 novembre. Guérison de la plaie, cicatrice, tatouage.

20 novembre. Le malade sort. On n'a pas touché à la tumeur qui est dans l'angle de la paupière.

## OBSERVATION V

(Extraite du *Traité des maladies des yeux* de M. Galezowski).

M. Galezowski cite à propos de simulation de diplopie, l'observation suivante :

« Un jeune garçon de 11 ans très intelligent, très travailleur, arrivé de Tours, me fut amené par le docteur Maurice Raynaud.

L'enfant se prétendait atteint, depuis un mois environ, de diplopie, de fatigue des yeux et de maux de tête. Ces symptômes, persistant depuis un certain temps, pouvaient faire craindre quelque processus morbide du côté des méninges, et il était important de s'assurer de la réalité. De strabisme, il n'existait pas de traces apparentes ; les globes oculaires ne présentaient pas la moindre déviation. En présence de Maurice Raynaud, nous avons soumis l'enfant à l'épreuve avec le verre rouge, pour s'assurer s'il n'existait pas de diplopie aux images homonymes (strabisme convergent) ou aux images croisées (strabisme divergent). Mais les réponses de l'enfant étaient tout à fait contradictoires, et sans aucun ordre, ni suite ; la diplopie était alors plus que suspecte. Pour démontrer la fraude, nous avons fait regarder l'enfant à travers les lunettes soit rouges, soit bleues, ce qui nous a permis de lui faire, à volonté, accuser des images présentant des couleurs tout autres que celles des verres placés devant les yeux ».

# CHAPITRE II

## Maladies et Traumatismes des Annexes de l'Œil, au point de vue des Coups et Blessures

SOMMAIRE. — Définition. — Législation. — Considérations générales sur les traumatismes des annexes de l'œil. — § 1 Traumatismes du sourcil. — § 2 Des paupières. — § 3 Des conjonctives. — § 4 Des muscles de l'œil. — § 5 De l'appareil lacrymal. — § 6 De l'orbite. — § 7 Des brûlures des annexes de l'œil en général. — § 8 Observations.

DÉFINITION. — On entend par coups et blessures, les dommages résultant pour la personne humaine d'une action extérieure violente exercée sur elle.

Cette action violente peut être volontaire ou involontaire, l'action involontaire pouvant résulter elle-même d'une imprudence ou d'un accident; d'où :

*a)* Coups et blessures volontaires ;

*b)* Coups et blessures par imprudence;

*c)* Coups et blessures accidentelles.

Les coups et blessures volontaires, envisagées ici, sont

celles qui résultent seulement d'une action violente ayant pour but un préjudice causé à la santé et non un attentat à la vie.

Législation. — *a)* La question des coups et blessures volontaires, sans intention de donner la mort, est régie par les articles 309, 310, 311, 312 du Code Pénal ;

*b)* Celle des coups et blessures par imprudence, par les articles 319, 320, 463, du Code pénal, 1380, 1381, 1382 du Code civil ;

*c)* Celle des coups et blessures excusables, par les articles 321, 322, 323, 326, 65 du Code pénal;

*d)* Celle des blessures et coups non qualifiés crimes ou délits, par les articles 327, 328, 329 du Code pénal ;

*e)* Celle des violences exercées sur les dépositaires de l'autorité et de la force publique, par les articles 330 331, 332, 333 du Code pénal.

« Le Code pénal — disent MM. Briand et Chaudé (1) — a réuni dans une section spéciale les blessures et coups volontaires non qualifiés meurtre. Il n'a pas défini ce qu'il faut entendre par blessure ou par coup ; on doit entendre par blessure toute lésion produite sur le corps humain par le choc d'un objet quelconque, telles sont les contusions, les plaies, les ecchymoses, les excoriations, les fractures, les brûlures même. »

Nous partageons complètement, pour notre part, la manière de voir de MM. Briand et Chaudé; mais pour ne pas trop diviser notre sujet, et bien que cela constitue une autre forme de sévice, nous ferons rentrer

(1) *Manuel complet de médecine légale*, Paris, 1880, p. 417.

dans la catégorie des coups et blessures les dommages causés aux annexes de l'œil par certaines maladies communiquées, telles que ophthalmies purulentes et blennorrhagiques, conjonctivites granuleuses, syphilis, etc., survenues chez des enfants ou même des grandes personnes, à la suite de manœuvres criminelles, d'imprudence ou de défaut de soin. Nous étudierons donc, au niveau des annexes de l'œil, les contusions, plaies, ecchymoses, excoriations, fractures, brûlures et maladies communiquées. Au sujet de chacune de ces blessures ou plaies, nous examinerons : 1° Si la cause de la blessure est bien celle que le sujet prétend ; 2° quel est le préjudice causé, pour le présent et pour l'avenir ; 3° quelle est la gravité de ce préjudice ; s'il est limité aux annexes de l'œil seulement, s'il s'étend à l'organe même de la vision, et, dans ce cas, s'il y a perte de la vue absolue ou relative ; 4° s'il y a incapacité de travail quelconque ou seulement inaptitude au travail professionel et, à ce propos, si l'inaptitude au travail professionnel est absolue ou relative, et si l'incapacité de travail habituel est de plus de 20 jours ; 5° enfin quelle méthode d'exploration devra suivre l'expert.

## Considérations générales sur les traumatismes des annexes de l'œil

Il nous faudrait citer tous les auteurs classiques de médecine et de chirurgie, si nous voulions faire l'historique de la question. Nous mentionnerons cependant ici les noms :

1° De M. Biessy (1) qui, dans son ouvrage de médecine légale, consacre un paragraphe aux « lésions pour cause externe du sourcil et des paupières ; »

2° De MM. Taylor, Legrand-du-Saulle, Briand et Chaudé, Lutaud, etc., qui, dans leurs Traités de médecine judiciaire, envisagent les blessures relativement à leur siège ;

3° De M. Galesowski (2) qui, à la fin de son livre, accorde tout un article aux maladies de l'organe de la vue, envisagées dans leurs rapports avec la médecine légale ;

4° De MM. Gosselin et Lannelongue, dans leur étude de la conjonctive, etc., etc.

Nous avons regretté que M. A. Tardieu (3) n'ait pas, dans son ouvrage sur les blessures, ouvert un paragraphe spécial aux traumatismes, plaies et brûlures des organes principaux et accessoires de la vue ; mais nous n'avons pas moins puisé largement dans le travail de cet auteur, pour tout ce qui concerne les caractères généraux présentés par les blessures.

Dans la littérature allemande, nous nous contenterons de citer les noms d'Ammon (4), de Von Artha, de Zander et Geisler (5) de White Cooper, dont nous possédons des monographies détaillées sur les blessures de l'œil. Deux

(1) *Manuel-pratique de médecine légale*, Lyon 1821.
(2) *Traité des maladies des yeux*. Paris, 1875.
(3) *Etude médico-légale sur les blessures*, Paris, 1879.
(4) *Zeitschrift für die ophthalmologie*, Dresden, 1830, 1835.
(5) *Die Varletzeungen des Auges*, Zweites Hefts, Leipsig, 1864.

auteurs allemands, surtout, nous ont été d'un grand secours ; ce sont MM. de Arlt et Otto Bergmeister. L'ouvrage du premier (1) a été pour nous une source de renseignements utiles pour tout ce qui, dans notre travail, a trait aux hémorrhagies sous-conjonctivales, aux plaies et corps étrangers de la conjonctive, aux lésions des paupières et aux brûlures de l'œil. Quant au second de ces deux auteurs allemands (2), nous sommes parvenus à nous procurer le texte complet et *in extenso* de son ouvrage (*Die Verletzungen des Auges und Seiner Annexe,* mit besonderer Rücksicht auf die Bedürfnisse des Gerichtsarztes), que notre ami et ancien collègue, M. Th. Taty, interne en médecine à l'Asile départemental de Bron, a bien voulu nous traduire. C'est donc à la profonde érudition de notre ami dans la langue allemande et à son obligeance habituelle, que nous devons de pouvoir donner ici une courte analyse de la monographie du docteur Otto Bergmeister.

Il s'agit d'une leçon de clinique ophthalmologique faite à ses élèves de l'Université de Vienne et relevé *in extenso* dans *Wiener Klinik.* 1880.

Dans cette leçon, qui porte sur « les blessures de l'œil et de ses annexes, avec considérations particulières utiles au médecin légiste. », M. le professeur Otto Bergmeister entre en matière par quelques mots sur l'importance des lésions oculaires pour le médecin légiste ; puis, il divise son sujet :

(1) Dr F. de Arlt : *Des blessures de l'œil au point de vue pratique et médico-légal*, traduction de M. le Dr Hallenhoff. 1877.

(2) Dr Otto Bergmeister : *Die Verletzungen des Auges und seiner annexe*, Wiener-Klinik, 1880.

1° En lésions dues à une action mécanique (commotion de l'œil, plaies par instruments déchirants, plaies simples, corps étrangers, plaies par armes à feu);

2° En lésions dues à une action chimique ou thermique (eau chaude, corps gras, métaux en fusion, cigares allumés, phosphore des allumettes, acides minéraux, acides sulfurique et azotique, etc.).

*a*) Epanchement sanguin des paupières et de la conjonctive ; ecchymoses sous-conjonctivales; commotion de l'appareil lacrymal, commotion du moule (formhaüte) du bulbe, de l'orbite, hémorrhagies et abcès rétrobulbaires, formation de tumeurs dans l'orbite, tumeurs pulsatiles, telles sont les lésions qu'il fait dépendre d'une commotion.

*b*) Quant à celles qui relèvent des plaies contuses et par déchirement, il cite les plaies contuses des paupières, la déchirure de quelques muscles de l'œil, l'allongement et la déchirure de tous les organes de contention du bulbe, avec luxation de celui-ci (prolapsus ophthalmique auquel il décrit trois degrés).

*c*) A propos des plaies simples, il envisage celles qui sont produites par des instruments piquants et celles qui sont dues à des instruments tranchants, et il étudie ces différentes plaies au niveau de ce qu'il appelle « l'appareil protecteur de l'œil » (paupières et conjonctives), de l'appareil lacrymal et de l'orbite.

*d*) Passant ensuite aux corps étrangers, il en étudie les caractères et les conséquences, et procède avec eux, vis-à-vis des annexes de l'œil, de la même manière que pour les plaies simples et contuses.

*e*) Il termine tout ce qui a trait aux lésions dues à

une action mécanique, par des considérations générales sur les plaies par armes à feu qu'il divise en : 1° plaies produites par de petits projectiles ; 2° plaies produites par de gros projectiles.

Arrivant enfin à la seconde partie de sa leçon clinique, c'est-à-dire aux blessures par action chimique et thermique, il énumère, avec leurs caractères principaux, toutes les altérations qui peuvent résulter pour l'œil et ses annexes du contact des corps brûlants et caustiques ; altérations auxquelles il décrit différents degrés suivant l'intensité de la brûlure.

Somme toute, la leçon de M. Bergmeister est un résumé très complet de toutes les lésions chirurgicales de l'œil et de ses annexes ; mais ce n'est là qu'une énumération pure et simple.

Le pronostic et les complications de ces lésions sont exposés sommairement et constituent le seul point du travail qui paraisse avoir rapport à la médecine légale.

Pour nous, avant de passer en revue les blessures de chaque appareil pris en particulier, nous allons entrer dans les considérations générales suivantes :

Les traumatismes qui atteignent les annexes de l'œil, très fréquents, en raison de la position superficielle de ces organes, sont généralement légers. Le chirurgien, dans ces cas, est rarement appelé ; on ne le consulte que lorsque la gravité de la lésion inquiète le malade au sujet de la conservation de la vision. Les lésions principales sont alors au niveau du globe oculaire lui-même, et, le globe oculaire ne nous concernant pas ici, ce serait sortir de notre cadre que de parler de ces lésions. Cependant, là où le chirurgien n'est pas appelé, l'expert a souvent à intervenir, ne serait-ce que pour examiner de simples éraillures, dont l'étude dans bien des circonstances corroborera ou infirmera des témoignages plus ou moins intéressés. Il sera facile au médecin expert, dans bien des circonstances, et d'après le simple examen de la plaie superficielle d'un sourcil, par exemple, de se rendre compte de certains faits intéressants. Pour n'en citer qu'un exemple présent à notre mémoire, nous avons vu récemment, chez un médecin de nos amis, un malheureux venir se plaindre d'avoir été assailli par des individus qui, disait-il, lui avaient déchiré la figure à l'aide d'une clef ou de tout autre instrument analogue. Cet individu prétendant que ses agresseurs avaient profité de son état d'ivresse pour le dépouiller de ce qu'il avait, on a dû se livrer à un examen minutieux de la plaie sourcilière, qui, siégeant à la partie moyenne, fut manifestement reconnue pour avoir été produite par une chute spontanée sur l'angle mousse d'une pierre. Les témoignages recueillis ont d'ailleurs complètement confirmé les hypothèses que l'examen de la plaie avait autorisé à admettre : ce malheureux s'était trouvé mêlé à une dispute entre gens pris de vin et avait attribué à sa plaie sourcilière la même origine qu'aux autres contusions, suite des horions donnés et reçus de part et d'autre. De bonne foi il accusait ses adversaires, au lieu de s'en prendre à son intempérance qui seule était la cause de son équilibre perdu et de sa chute sur une pierre. Eclairé par son médecin, cet homme abandonna toute idée de poursuites.

Les plaies de la région qui nous occupe, comme celles de toutes les autres parties du corps, s'accompagnent d'ecchymoses et d'infiltrations séreuses qui donnent à l'organe l'aspect bien connu désigné sous le vocable commun « *d'œil poché* » ou celui plus vulgaire encore « *d'œil au beurre noir* ».

Taylor, à ce sujet, recommande aux rapporteurs judiciaires, d'employer, dans leurs comptes rendus, *ces termes et désignations vulgaires*, de préférence aux mots et descriptions scientifiques qui, la plupart du temps, ne font qu'embarrasser les jurés et les juges, beaucoup plus familiarisés avec le jargon de la foule qu'avec celui de la Faculté.

Pour revenir à la question des violences exercées sur l'œil, l'expert ne devra pas oublier que là plus que partout ailleurs, et en raison de la structure anatomique de la région, le sang épanché obéit plus facilement aux lois de la pesanteur, et alors l'ecchymose consécutive à un coup de poing sur l'arcade sourcilière, par exemple, descend sur les paupières qui prendront, le lendemain, la teinte violette caractéristique. Ce que nous disons de la région sourcilière s'applique également à la partie supérieure et latérale du nez, et un coup porté à ce niveau produit souvent une ecchymose siégeant non point vers le point contusionné mais vers l'angle interne des paupières. — Les complications des plaies sont les mêmes dans ces circonstances que toutes celles de même nature localisées dans d'autres régions et peuvent être rappelées en quelques mots.

1° Fréquence des lésions osseuses dans les plaies contuses, à cause de la facilité avec laquelle le squelette est atteint (ostéite, carie, nécrose).

2° Fréquence des parésies à la suite des commotions

et compressions, à cause de la situation spéciale des nerfs dans cette région : les nerfs émergent à ce niveau, soit au-dessus, soit au-dessous de l'orbite, et reposent sur un plan osseux, recouvert seulement par un mince lambeau de parties molles.

3° Paralysies momentanées ou définitives, avec ou sans anesthésie, quand ces mêmes nerfs ont été triturés ou sectionnés par des instruments tranchants.

4° Cicatrices vicieuses consécutives aux traumatismes et dont l'expert devra tenir compte au point de vue de l'esthétique, car telle blessure insignifiante ailleurs est fort désagréable au milieu du visage et fournira plus tard des signes indélébiles d'identité (voir § 3 du chapitre I, les signes d'identité pathologique).

5° Hémorrhagies, très peu graves d'ailleurs, dont sont accompagnées, en général, les plaies de la région oculaire;

6° Erysipèles de la face, avec toutes ses conséquences.

Nous allons maintenant examiner les traumatismes au niveau de chacun des annexes de l'œil.

Mais, pour ne pas sortir de notre cadre, nous n'insisterons que sur ce qui peut intéresser le médecin légiste, c'est-à-dire sur l'étiologie, les complications possibles, le pronostic et la durée du traitement. Nous laisserons volontairement de côté, dans cet article, les brûlures, parce que ces sortes de traumatismes sont rarement, sinon jamais, localisés en un point bien délimité des annexes de l'œil. Nous les étudierons dans un paragraphe spécial, à la fin de ce chapitre.

Nous nous sommes surtout inspiré, dans l'étude qui va suivre, des cas nombreux et intéressants rencontrés et étudiés par nous à la clinique ophthalmologique de M. le professeur Gayet.

Notre savant maître nous a généreusement autorisé à puiser à pleines mains dans les richesses de son service. Nous en avons largement profité, et nous nous trouverons bien récompensé de notre tâche, si nous parvenons, dans la mesure de nos forces, à faire de notre travail le reflet de son enseignement.

### § 1. — Blessures du sourcil.

a. — *Symptômes, étiologie, diagnostic.* — Le sourcil, en raison de sa situation proéminente au-dessus de la région oculaire, est souvent le siège de blessures accidentelles par suite de coups, de chute, de contusions de toutes sortes. Dans ces cas, la plaie peut avoir l'apparence de celle que produirait un instrument tranchant, comme dans le cas de l'ivrogne cité plus haut; mais alors des débris de poussière et de terre éclairent le diagnostic. La confusion des causes de traumatismes pourra encore être faite, lorsqu'il s'agira de plaies ayant le caractère de simples éraillures, produites par le frottement d'un corps dur ou bien par des égratignures. Ce dernier genre de traumatismes, qui rentre dans la catégorie des plaies si bien nommées par M. le professeur Lacassagne « *plaies de défense* » par opposition aux « *plaies d'agression* » caractérise souvent le sexe de la personne qui a porté le coup : l'homme frappe le poing fermé, et on trouve alors une *ecchymose* ou une *place contuse*; la femme égratigne, et dans ce cas, le parallélisme des plaies, leur direction presque toujours verticale, leur nombre toujours en rapport avec celui des doigts pourvus d'ongles constituent autant d'éléments principaux sur lesquels devra s'appuyer l'expert, pour établir un diagnostic différentiel entre les plaies superficielles du sourcil qui peuvent être aussi bien des plaies accidentelles que des plaies d'agression ou de défense.

Les *instruments tranchants* habituellement employés sont les tessons de bouteille et rarement le couteau qui va s'implanter plus volontiers dans la poitrine ou le ventre. Quant aux plaies contuses, l'instrument par excellence qui les produit est le poing, armé ou non de l'instrument connu sous le nom de « *coup de poing américain.* » Ce dernier instrument, habituellement muni de pointes, produit soit trois ou quatre points de contusion, soit trois ou quatre plaies contuses dont le caractère principal est la distance régulière et courte à laquelle les uns et les autres sont placés.

Les instruments piquants sont, dans les blessures du sourcil, très rarement employés et ne peuvent agir d'une façon grave qu'à la condition de perforer l'os ou de pénétrer dans l'orbite, ce qui est tout à fait exceptionnel. Lorsqu'ils n'entament que la peau du sourcil, le résultat est sans gravité, et la plaie guérit rapidement : nous en avons pour exemples quelques cas de coups de plumes rencontrés à la Clinique de M. le professeur Gayet, blessures reçues dans les combats d'écoliers, et ayant guéri promptement.

b. — *Pronostic. — Complications. — Durée du traitement.* — C'est surtout, à propos des plaies du sourcil, que l'expert doit avoir présent à la mémoire ce que nous disions plus haut relativement aux paralysies consécutives à des sections nerveuses. Ainsi on comprendra combien une plaie par instrument tranchant pourra facilement amener de désordres nerveux par la section du bouquet de nerfs émergeant au dessus de l'orbite, dans la région sourcilière.

MM. Briand et Chaudé (1) disent que les blessures du sourcil guérissent par réunion immédiate, généralement en quelques jours (toujours en moins de 20 jours). Ce fait a toujours été constaté à la clinique ophthalmologique de Lyon.

Ces mêmes auteurs, d'accord en ce point avec MM. Legrand du Saulle, Lutaud, Follin et beaucoup d'autres chirurgiens, prétendent que des piqûres ou des contusions du sourcil peuvent déterminer immédiatement ou consécutivement *des amauroses dites reflexes.* « Hippocrate lui-même — écrit Follin (2) — signale cet accident, et Morgani rapporte trois faits de cécité survenue dans de semblables conditions: Vicq-d'Asyr, Beer, Dupuytren, Ribes, etc., en ont aussi relaté d'incontestables exemples ». Nous n'acceptons pas, pour notre part, cette opinion ; nous n'avons pas en effet trouvé des faits authentiques analogues à la clinique de M. le professeur Gayet ; et si, par amaurose, on entend perte absolue de la vision, nous pouvons ajouter que cet accident a toujours été le résultat de traumatismes internes

(1) *Méd. lég.*, 10e édit. 1880.
(2) *Path. ext.*, 4e vol., p. 570.

graves ayant pu être méconnus, ou de contusions simples du globe oculaire, qui, en passant inaperçues ou se compliquant de plaies du sourcil, auraient pu donner le change sur la nature et le siège des désordres et expliquer ainsi jusqu'à un certain point l'erreur dans laquelle nous craignons que bon nombre de chirurgiens soient tombés.

Nous ne sommes d'ailleurs pas les seuls à combattre cette opinion qui fait résulter certaines amauroses d'une piqûre du sourcil.

M. Otto Bergmeister, dont nous avons analysé plus haut le travail, s'exprime en ces termes, au sujet de cette origine donnée aux amauroses en question :

« Depuis Hippocrate, on a observé un grand nombre de cas, dans lesquels survenaient des troubles de la vue, tantôt après blessure de la région sus-orbitaire, tantôt à la suite de l'irritation de l'une ou de l'autre branche de la 5e paire (tumeurs, dents carriées). Bien plus, on a vu la guérison de l'*amaurose commençante* se faire quelquefois après suppression de la cause irritante (incision d'une cicatrice qui comprime un nerf dans le trou orbiculaire. extraction d'une dent malade, extirpation d'une tumeur de la tête). Fondée sur ces observations sus-développées, la doctrine de l'amaurose reflexe (amaurose trifaciale, amaurose névralgique) est aujourd'hui fort contestée. Cette doctrine est aujoud'hui regardée, à juste titre, comme *un point de vue très étrange*. Il est à noter que presque toutes les observations d'amauroses reflexes datait de l'époque ante-ophthalmoscopique *(vorophthalmos-kospischer zeit)*. Maintenant, l'examen ophthalmoscopique a découvert toute une série d'altérations de l'intérieur de l'œil, sans traces visibles à l'extérieur, altérations qui peuvent être consécutives à une contusion, dans les blessures de la région orbitaire. »

M. Lutaud (1) signale plus justement, comme complication, la *paralysie des paupières*, et en parlant des lésions nerveuses rendues possibles par un traumatisme sur le sourcil, nous avons donné l'explication de ce fait que l'anatomie de la région devait d'ailleurs prévoir.

Pour terminer, nous devons dire un mot de cet autre idée de MM. Briand et Chaudé (2) qui ont écrit. « Une blessure insignifiante, en apparence, de la région du sourcil peut déterminer une ophthalmie dite reflexe, dont la conséquence est l'altération de la cornée et, consécutivement la fonte purulente de l'œil. » Une ophthalmie de cette nature et avec cette marche n'étant, croyons-nous, signalée par aucun auteur ophthalmologiste, nous ne citons cette assertion que pour la révoquer en doute : nous n'avons jamais trouvé rien d'analogue à la clinique de M. le professeur Gayet, et, jusqu'à plus ample informé, nous réservons notre jugement.

Les inflammations des méninges toujours consécutives aux plaies du sourcil, et que certains auteurs mettent sur le compte d'une idiosyncrasie particulière ou d'écarts de régime, nous semblent devoir être rangées avec les ophthalmies reflexes, et attendront des observations précises, avant d'être définitivement établies. La seule

(1) *Méd. lég.*
(2) *Loc. cit.*

complication grave, pour l'organe de la vision, pouvant résulter d'une piqûre au niveau du sourcil, est le *phlegmon des paupières* qui peut gagner l'orbite et amener ainsi la perte de l'organe.

Le rôle physiologique des sourcils étant secondaire, leur perte ne gêne que fort peu l'exercice de la vision ; aussi l'incapacité de travail est-elle fort souvent nulle et généralement toujours au-dessous de 20 jours. Quand cette incapacité de travail dure quelques temps, c'est qu'il y a alors une complication (ostéite après contusion, phlegmon après une plaie mal soignée ou produite par un corps malpropre, etc.) En tous cas, le plus grave préjudice causé à la victime d'un accident de ce genre est fréquemment l'ennui résultant d'une difformité ou de la présence d'une cicatrice vicieuse sur le visage.

### § 2. — Blessures des paupières.

Les paupières, recouvrant immédiatement le globe oculaire qui les soulève, perdent ainsi, par leur projection en avant, une partie du bénéfice qu'elles retirent de la protection que leur donne la saillie du sourcil.

Les contusions et blessures des paupières sont fréquentes (1) car «ces voiles membraneux semblent plus exposés à devenir le siège des coups portés à la face, que toutes les autres parties de la figure, soit que ces mêmes coups aient été naturellement dirigés sur cette région, soit

(1) Biessy, *méd. lég.*, 1882. Lyon. p. 301.

que la crainte amenant leur contraction, l'œil alors fermé se présente plus constamment à l'action de l'adversaire. Ainsi sur 20 personnes blessées dans des rixes à coups de poing, 15 au moins présentent des contusions sur les paupières » (1).

Les épanchements sanguins, dans ces sortes de contusions, paraissent bientôt après la lésion (2).

Nous savons en effet combien la délicatesse du tissu cellulaire palpébral se prête aux infiltrations. Bien plus, la fatigue, la maladie longue, les chagrins et les soucis, etc., impriment aux paupières un aspect particulier ; et sans vouloir appuyer trop longuement sur ce sujet, il suffit de rappeler combien sont communes, dans le langage ordinaire les expressions de « *yeux battus, yeux fatigués, yeux culottés* », qui s'appliquent en réalité à l'aspect des paupières, quand, sous l'influence d'une veille ou de toute autre fatigue, quelquefois même simplement d'une émotion morale, elles sont congestionnées et prennent une teinte légèrement bleuâtre caractéristique.

L'expert, en examinant les paupières, ne devra jamais perdre de vue les causes qui peuvent donner lieu aux œdèmes de cette région, et notamment l'albuminurie, la cardiopathie et la trichinose (3) affection dont nous avons déjà fait mention au sujet de l'identité pathologique.

Il ne devra pas oublier non plus que des traumatismes, même assez éloignés, peuvent troubler le fonctionne-

(1) Biessy, *loc. cit.*
(2) Bergmeister, *loc. cit.*
(3) Brouardel et Grancher, *bull. de l'Acad. de méd.* janv. 1884.

ment normal de ces voiles membraneux : l'obs. VI, que nous citons plus loin, en est la preuve ; car, dans ce cas, le prolapsus palpébral reconnaissait manifestement pour cause une section du nerf facial par un tesson de bouteille. Comme on peut trouver une certaine coïncidence entre de certaines affections cérébrales et médullaires avec des traumatismes de la région oculaire, il est bon également d'être prévenu que la blépharoptose peut être sous la dépendance d'une myélite sclerose spinale postérieure, par ex. Ainsi, dans la commotion du cerveau (1), dans celle survenue par une chute sur les parties éloignées, dans les épanchements qui compriment l'encéphale, etc., on voit les paupières fermées ou presque fermées et ne pouvant se contracter pour découvrir l'œil. Toute leur étendue devient promptement le siège d'une ecchymose symptomatique ou d'un œdème. Il en est de même si une violence quelconque, un coup de poing, par exemple, a été porté sur le nez ; comme le tissu cellulaire de cet organe est très serré et très mince, l'ecchymose (nous l'avons vu d'ailleurs plus haut à propos du sourcil), l'ecchymose, siège le plus souvent, non pas au niveau du point frappé, mais dans la peau de la région palpébrale. Les ecchymoses des paupières, à la suite des contusions de ces organes, sont très étendues et siègent tantôt dans la peau, tantôt sous la conjonctive. Ces ecchymoses, qui s'accompagnent généralement de gonflement des paupières, disparaissent *en 14 jours* s'il n'y a pas d'autre lésion (2), en 15 ou 20

(1) Biessy, *loc. cit.*, p. 303.
(2) Bergmeister, *loc. cit.*

jours (1), sous l'influence d'applications réfrigérantes et résolutives.

Nous devons rapprocher des ecchymoses l'emphysème des paupières, accident bien plus rare que les précédents, mais heureusement sans plus de gravité, comme le montre l'observation VII, prise à la clinique de M. le professeur Gayet.

*Etiologie.* — Les traumatismes des paupières reconnaissent, pour causes habituelles, les coups de poings, les projectiles, les chutes sur un corps dur et contondant. Les instruments tranchants, de même que les instruments piquants, sont rarement employés dans la détermination des plaies de cette région. Nous avons dit quelques mots des ecchymoses par suite de contusion, nous n'y reviendrons pas. Nous rappellerons seulement que les coups de poings peuvent avoir les conséquences les plus bénignes de même que les plus graves, selon la violence du coup, sa direction et son point d'application (*Voir les* Obs. VIII, IX, X, XI, XII, XIII).

Quant aux chutes sur un corps dur, elles amènent généralement les mêmes symptômes que dans les contusions par coups de poings : ce n'est que dans les cas où la chute a eu lieu sur un corps saillant et aigu, tel que l'angle d'une pierre, que la plaie consécutive peut revêtir la forme d'un traumatisme par instrument tranchant. Mais toutes ces blessures sont légères tant qu'elles n'ont pas intéressé l'orbite, les nerfs et le globe oculaire et elles n'entrainent pas une incapacité de travail de plus de vingt jours.

Quant aux traumatismes causés par des projectiles,

(1) Follin, *Path ext.*. 4e vol.

leur gravité est liée à la force de projection, à sa direction et à la violence du choc subi ; ils peuvent devenir sérieux. Le plus souvent le projectile a été lancé avec force et s'est trouvé assez petit pour pouvoir pénétrer dans le globe ; dans ce cas, ce sont les lésions profondes qui attirent surtout, en raison de leur gravité, l'attention de l'expert ; et celui-ci ne sera guère consulté sur la plaie palpébrale, qui devient alors secondaire, que relativement au trajet et à la direction probables suivis par le projectile. L'instrument a-t-il pénétré dans l'orbite, il peut avoir blessé le globe de l'œil ou le nerf optique, ou avoir fracturé la voûte orbitaire et atteint le bord des lobes antérieurs du cerveau. Inutile d'insister sur la gravité réelle de ces accidents. Si le projectile est un instrument piquant, l'inflammation provoquée par la piqûre est susceptible de se propager au globe de l'œil et même au cerveau (1).

Une fistule lacrymale peut encore être la conséquence lointaine des plaies de l'angle interne de l'œil, soit par blessure directe du sac lacrymal, soit par la fracture de l'os unguis. Une plaie des paupières par instrument tranchant, peut aussi se compliquer de la section du releveur de la paupière et être ainsi suivie de blépharoptose.

Selon M. Legrand du Saulle (2) il n'est pas impossible à une arme tranchante, telle qu'un fleuret ou un couteau effilé, qui aura traversé la paupière de part en part, de sectionner les tendons des muscles de l'œil et de déterminer ainsi fatalement un strabisme et une diplopie concomitante.

(1) Briand et Chaudé, *Méd. lég.*, p. 505.
(2) *Méd. lég.*, p. 249.

Quand l'instrument a pénétré dans le crâne, il peut, en dehors de la contusion et de la désorganisation du tissu cérébral, aller, comme le bâton de parapluie cité par Nélaton, rompre l'artère carotide interne dans le sinus caverneux et produire ainsi un anévrisme artérioso-veineux.

Tous ces faits, heureusement rares, à la suite de coups et blessures sur les paupières, sont d'une haute gravité.

Les coups de cornes d'animaux et les coups de pied de chevaux ne sont pas très rares, dans l'étiologie des traumatismes des paupières; mais comme habituellement l'œil n'a pas eu, au moment de l'accident, le temps de se fermer, ces cas ne rentrent pas dans notre sujet, la lésion des paupières n'étant ici généralement qu'accessoire. Les cas de traumatismes des paupières, que nous avons pu recueillir à la clinique ophthalmologique de Lyon sont résumés dans le tableau ci-dessous.

1° *Heurt à un morceau de fer* : Ayant eu pour résultat une paralysie du muscle releveur de la paupière supérieure (*ptosis*) et du muscle droit supérieur, et une diplopie. — Le malade sort presque guéri après un traitement de plus de 20 jours (*voir* obs. XXVI).

2° *Coup avec un instrument contondant* : Contusion de la paupière.

3° *Morceau de bois* : Contusion et écorchures superficielles. — Episclérite. — Le malade se dérobe, étant en bonne voie de guérison.

4° *Crasse de fer* : Déchirure. — Ankylo-Blépharon (*voir* obs. XIV).

5° *Coup de pied de cheval* : Déchirure de la paupière supérieure. — Prolapsus incurable.

6° *Cardeuse* : Déchirure de la paupière inférieure (*voir* obs. XV), guérison avec pièce artificielle.

7° *Eclat de pierre* : Plaie contuse. — Phlegmon. — Abcès. — Guérison.

8° *Heurt à une roue de voiture* : Déchirure de la paupière. — Cicatrice vicieuse. — Opération (*voir* obs I, chap. Ier).

9° *Eclat de fonte* : Phlegmon. — Fonte purulente de la cornée — Enucléation.

10° *Deux coups d'ongle* : Déchirure. — Inflammation. — Gangrène. — Restauration nécessaire, mais épiphora.

*Complications, pronostic, traitement.* — Les complications des traumatismes palpébraux peuvent être fort graves et entraîner la perte de l'organe, soit immédiatement, soit consécutivement, comme nous le montre le tableau ci-dessus. Quand la perte de l'œil est immédiate, elle résulte généralement d'un phlegmon qui se propage dans l'orbite et amène soit l'atrophie du nerf optique, soit la fonte même du bulbe. Quand elle est consécutive, elle peut tenir à ce que la paupière ne remplissant plus ses fonctions de membrane protectrice et ne balayant plus la cornée, celle-ci s'ulcère et finit soit par s'opacifier, soit par s'enflammer sous l'influence de corps étrangers dont rien ne la préserve plus.

La soudure de l'œil avec les paupières peut également se montrer, et, dans ce cas, l'organe peut être intact ou complètement perdu (v. obs. XIV et XV) par phtisie du globe.

L'expert devra alors signaler si l'état de l'organe et la forme des adhérences permettent l'usage des pièces artificielles qui doivent, jusqu'à un certain point, masquer la difformité consécutive. Les opérations de blépharoplastie, que la gangrène des paupières a rendu nécessaires, ont été réellement utiles au malade, en diminuant l'épiphora et en donnant au visage un aspect moins repoussant, mais les cicatrices persistent. En résumé, tout ce que nous venons de signaler met en évidence la gravité de certaines plaies contuses, en montrant que le pronostic est subordonné au genre des complications consécutives. Nous avons à dessein écarté du nombre de nos observations les cas très nombreux où la plaie était réduite à une simple fente longitudinale ou transversale de la paupière. Dans ces cas, la cicatrisation se fait très rapidement, soit que l'on réunisse les lèvres de la plaie avec des points de suture, soit qu'on les rapproche à l'aide d'agglutinatifs : ce dernier moyen étant préférable, quand on se trouve en face de plaies petites et multiples.

Si la plaie palpébrale est complète, c'est-à-dire intéresse toute l'épaisseur de la paupière, l'expert devra se rappeler que, lorsque les bords se cicatrisent isolément, il en résulte une fente verticale (coloboma) ou une fente transversale qui défigurera l'individu.

Une gangrène partielle très limitée peut quelquefois être la conséquence d'une plaie de la paupière par instrument tranchant, lorsque plusieurs incisions ont été faites en différents sens et se trouvent très rapprochées les unes des autres. La chute des eschares et la cicatrisation amènent alors fatalement un entropion ou un ectropion, complications dont nous parlerons dans le paragraphe consacré aux brûlures.

### § 3. — Blessures de la conjonctive.

L'étude des lésions conjonctivales est très intéressante ; nous étudierons successivement :

1° Les affections qui intéressent le médecin légiste, sans cependant avoir une origine traumatique;

2° Celles qui résultent de l'action d'ún corps piquant, tranchant ou contondant;

3° Celles qui reconnaissent pour cause la présence d'un corps étranger dans un cul-de-sac.

A. — Les affections d'origine non traumatique sont :

*a*) Les conjonctivites purulentes des nouveaux-nés.

*b*) Les ophthalmies purulentes blennorrhagiques.

*c*) Les conjonctivites granuleuses.

*d*) Les épanchements sanguins sous-conjonctivaux qui servent de transition avec les affections d'origine traumatique, puisque souvent on peut les confondre.

B. — Les affections d'origine traumatique sont :

*a*) Les épanchements sanguins sous-conjonctivaux.

*b*) Les épanchements séreux (chémosis).

*c*) Les déchirures et ruptures de toutes sortes.

*d*) Les brûlures, que nous devons étudier dans un paragraphe spécial.

C. — Quant aux corps étrangers, leur variété de forme échappant à toute description, nous nous contenterons de les envisager à un point de vue général, en donnant à l'expert les moyens de se rendre compte de leur présence et en le prévenant qu'il trouvera, dans les culs-de-sacs conjonctivaux, les objets les plus inattendus.

## A. — Affections non traumatiques, mais contagieuses et communiquées.

a. — *Conjonctivite purulente neo-natorum.* — Sans vouloir entrer dans les discussions encore pendantes et trancher la question de savoir s'il faut ou non séparer l'ophthalmie purulente des nouveaux-nés de l'ophthalmie blennorraghique, nous dirons que, quand l'expert trouvera soit sur le cadavre d'un nouveau-né, soit sur le vivant, les paupières violettes et œdématiées, le pus abondant et épais, état coïncidant avec des pertes blanches abondantes leucorrhéiques ou blennorrhagiques chez une femme récemment accouchée ou chez une nourrice, il pourra regarder cette coïncidence comme un indice important de conjonctivite purulente infantile.

b. — *Ophthalmie blennorrhagique.* — L'ophthalmie blennorrhagique de l'adulte, présentant les mêmes caractères cliniques que l'ophthalmie des nouveaux-nés, reconnait souvent les mêmes origines. L'une et l'autre de ces affections sont assez souvent dues à cette stupide croyance populaire qui fait de l'urine humaine un spécifique infaillible contre les maladies des yeux : telle commère préconise l'urine masculine ; telle autre l'urine de petits enfants ; telle autre enfin celle d'une femme enceinte. Cette médication, que varie à l'infini la bêtise de ceux qui la conseille, a pour but fort souvent de porter directement le pus leucorrhéique sur un terrain où il produit avec rapidité les désordres les plus graves et les plus rapidement irrémédiables : quelques heures parfois, quelques jours le plus souvent, suffisent pour amener la perte de l'organe.

La responsabilité des nourrices vis-à-vis de leurs nourrissons pouvant souvent être mise en jeu en pareille matière, l'expert n'oubliera pas que la syphilis n'est pas la seule maladie vénérienne qui puisse se transmettre et compromettre gravement la santé de l'enfant. Dans des affaires de viol, d'attentats à la pudeur, il arrivera souvent aussi que le médecin pourra appuyer ses conclusions sur des coïncidences, car telle blennorrhagie aujourd'hui guérie et n'ayant pas laissé de traces pourra être révélée par une ancienne affection oculaire ayant amené soit la perte de l'organe, soit des désordres encore parfaitement appréciables, stigmates indélébiles de la maladie causale. Le traitement de cette maladie contagieuse, en général long, dépasse toujours 20 jours, et ce n'est que vers la fin de la maladie que l'on peut faire l'évaluation du dommage causé.

La statistique des cas recueillis à la clinique ophthalmologique de Lyon est peu rassurante au point de vue du pronostic, et nous trouvons sur un total de 30 malades:

.... 14 guérisons complètes, ou avec leucômes légers ;

.... 11 guérisons, avec fonctions gravement compromises ;

.... 5 pertes absolues de l'organe.

c. — *Conjonctivite granuleuse.* — La conjonctive granuleuse, contagieuse aussi dans une certaine mesure, est grave par sa durée (plusieurs mois et récidives fréquentes) ; mais le pronostic en est relativement moins triste. D'ailleurs la conjonctivité granuleuse est une affection plus particulièrement spéciale aux pays chauds et n'a fait son apparition à Lyon qu'avec les ouvriers revenus dans leur pays, après avoir été employés aux travaux du canal de Suez. Nous ne signalerons donc cette maladie que pour mémoire, et pour rappeler qu'on ne la trouve guère que chez les personnes ayant fait un long séjour en Afrique.

### B. — Affections d'origine traumatique.

a. — *Epanchements sanguins sous-conjonctivaux.* — Les épanchements sous-conjonctivaux sont assez fréquents et leur origine, tantôt spontanée, tantôt traumatique, peut induire l'expert en erreur. Nous citerons à ce sujet (*voy.* obs. XVI), le cas d'un enfant qui, sous l'influence mécanique des quintes de toux de la coqueluche, présenta des ecchymoses sous-conjonctivales. Dans ce cas l'expert eût pu se trouver embarrassé, car, d'après le récit de la mère, l'enfant devait avoir reçu un coup de poing.

Cet exemple nous montre ce fait assez inattendu, c'est qu'on pourrait à la rigueur confondre les conséquences d'une coqueluche avec les résultats d'un coup de poing. L'expert, dans une circonstance analogue, devra donc veiller à bien éclairer le diagnostic.

Les ecchymoses sous-conjonctivales, traumatiques, qui sont généralement dues soit à des contusions et à des déchirures palpébrales ou bulbaires, soit à des plaies contuses et à des fractures orbitaires, devront donc être distinguées des taches ecchymotiques spontanées et consécutives à des céphalées, efforts de toux, éternuements et vomissements, etc. (*Voy.* obs. XVII, XVIII, XIX, XX et XXI).

Les épanchements sanguins se montrent peu de temps après la lésion qui les a produits ; une ecchymose sous-conjonctivale, qui ne paraîtrait que 24 heures après le traumatisme ou même plus tard, devrait éveiller dans l'esprit de l'expert l'idée d'une lésion du fond de l'orbite ou d'une fracture de la voûte (1). S'il n'y a pas de complications, la résolution des ecchymoses se fera en 12 ou 14 jours.

b. — *Chémosis ou infiltration séreuse.* — Le chémosis ou infiltration séreuse de la conjonctive oculaire et palpébrale est assez fréquemment observé. Il est également consécutif soit à des commotions et contusions du globe de l'œil, soit à des inflammations de la conjonctive ; il peut avoir aussi, comme l'ecchymose, une origine spontanée ou du moins étrangère à un traumatisme appréciable.

Ces deux derniers accidents (épanchements sanguins sous-conjonctivaux et chémosis) que nous venons de citer, parmi les lésions spontanées, sont donc très fréquents, à la suite de traumatismes.

On peut même dire que presque jamais la conjonctive ne reste indemne, quand l'un quelconque des organes voisins est blessé ou contusionné ; mais, si c'est là parfois un indice précieux, il ne faut pas oublier que c'est aussi une arme à double tranchant dont le médecin-expert ne se servira qu'après avoir minutieusement observé son

(1) Otto Bergmeister, *loc. cit.*

sujet, et après avoir acquis la certitude que les symptômes constatés ne se tourneront pas contre les conclusions de son rapport.

c. — *Traumatisme par instruments tranchants et piquants.* — Les instruments tranchants produisent rarement des blessures limitées à la conjonctive ; quant aux instruments à pointe aiguë ou mousse, ils sont employés plus fréquemment et peuvent produire, soit du côté de la conjonctive seule, sont du côté des autres enveloppes de l'œil, des désordres divers.

C'est ainsi qu'on pourra observer des conjonctivites d'origine traumatique ou même des iritis, des kératites, et des irido-choroïdites. Il importe que le médecin légiste, appelé à une expertise dans un cas de conjonctivite ou d'iritis, sache distinguer ce qui, dans la lésion, appartient à l'inflammation conjonctivale, de ce qui doit être rapporté à l'iritis.

Dans la conjonctivite, les vaisseaux sont relativement gros, fluxueux, anastomosés entre eux, mobiles sous le doigt, d'un rouge vif, et d'un calibre qui va en diminuant à mesure qu'ils s'approchent de la cornée ; dans l'iritis au contraire, les vaisseaux plus fins, plus ténus, plus pâles, n'offrent pas d'anastomoses et forment, autour de la cornée, un système radié de vaisseaux droits d'autant plus fins et déliés qu'ils sont plus périphériques. Il existe aussi d'autres caractères différentiels, parmi lesquels nous nous contenterons de citer la sensation de gravier et le larmoiement dans la conjonctivite, la douleur périorbitaire très vive et la photophobie dans l'iritis.

d. — *Brûlures de la conjonctive* (Voir plus loin le paragraphe consacré aux brûlures en général).

## C. — Corps étrangers de la Conjonctive

Nous avons cru devoir réserver un paragraphe particulier à cette étude pour bien des raisons :

1° A cause de leur fréquence ;

2° A cause de la facilité avec laquelle ils échappent à un observateur même attentif.

En face d'une conjonctivite tenace, résistant à toutes les médications, et dont l'étiologie semblera obscure, le médecin, s'il soupçonne une simulation analogue à celle qu'emploient quelquefois les soldats dans les régiments, devra se livrer à un examen minutieux.

Les corps étrangers se placent toujours ou presque toujours dans les culs-de-sacs conjonctivaux et notamment le cul-de-sac supérieur, c'est là où l'expert devra les chercher, et, pour cela, il ne se contentera pas de soulever la paupière ou de la retourner simplement, comme on le fait habituellement, il devra employer les élévateurs et les crochets, et armer sa main d'une pince ophthalmique avec laquelle il saisira tous les filaments purulents visibles, qu'il suivra de l'œil, en les tiraillant, pour voir d'où ils sortent. Ce sont des filaments de cette nature qui servent le plus souvent de guides fidèles, et c'est ainsi que procède notre maitre, M. le professeur Gayet, avec un succès qui, plus d'une fois, a fait notre étonnement. Ces corps étrangers, tantôt visibles à la loupe seulement, tantôt d'un volume relativement énorme eu égard à la capacité apparente des culs-de-sacs, varient de nature, suivant les sujets, et la collection de la clinique ophthalmologique de Lyon, à cet endroit, montre à côté d'un grain de blé ayant séjourné 11 mois, des débris d'allumettes longs de plusieurs millimètres, des grains de poudre, des éclats métalliques, des cailloux, un cysticerque, et des objets de nature indéterminée, etc. (*Voir* obs. XXII, XXIII, XXIV).

Citons enfin un éclat de branche d'arbre de dimension absolument surprenante (0,01 centimètre.)

Les dards d'abeilles ou de guêpes méritent une mention particulière, à cause des symptômes immédiats qui donnent une apparence de gravité à la lésion. Cette apparence disparait avec rapidité, tout rentre dans l'ordre et, dans ce cas, il semble qu'à une conjonctivite très aiguë a succédé une conjonctivite chronique.

La présence de ces corps étrangers peut amener à la longue des accidents du côté de la paupière et de la cornée, mais leur ablation suffit, le plus souvent, pour tout faire rentrer dans l'ordre, en moins de 8 ou 10 jours : de sorte que, dans ce cas, l'incapacité de travail est presque toujours de moins de 20 jours.

Entre autres accidents consécutifs à la présence des corps étrangers dans les culs-de-sacs conjonctivaux, nous devons signaler (1) le blépharospasme. A ce propos, de Graefe cite un cas où les contractions spasmodiques de la paupière ne cessèrent pas après l'extraction du corps étranger et s'accompagnèrent même d'accès épileptiformes.

(1) Otto Bergmeister, *loc. cit.*

M. Otto Bergmeister fait aussi mention, dans une de ces leçons de clinique, du cas de Samelshon, dans lequel ce chirurgien observa du trismus et du tétanos symptomatiques de la présence d'un corps étranger, dans le cul-de-sac conjonctival supérieur.

Parmi les corps étrangers qui peuvent amener des conjonctivites chroniques, M. le professeur Gayet en a rencontré un qui mérite d'être rapporté, mais seulement par sa rareté : il s'agissait d'un calcul assez volumineux, développé dans une glande de Méibomius ; ce calcul extrait, la conjonctivite disparut du même coup.

Nous terminerons notre article sur les corps étrangers des culs-de-sacs, en disant que l'extraction de ceux-ci laisse quelquefois, avec le temps, sur la conjonctive, de petites plaques ressemblant beaucoup à des eschares de brûlures. Le diagnostic différentiel devra donc être fait.

### § 4. Lésions de l'appareil musculaire.

Du côté de l'appareil musculaire de l'œil proprement dit, c'est-à-dire des muscles destinés uniquement à mouvoir cet organe, les lésions sont rares. Les auteurs citent des cas de section nerveuse ou musculaire par des fleurets ou autre instruments tranchants. Les observations personnelles que nous avons recueillies à la clinique ophthalmologique nous montrent que les altérations les plus habituelles de l'appareil musculaire sont dues à des lésions nerveuses qui produisent la paralysie des muscles auxquels ces nerfs sont distribués.

Les faits très intéressants à plus d'un titre, que nous avons à notre disposition, nous montrent le strabisme d'origine traumatique survenu dans des cas absolument inattendus et qui pourraient surprendre le médecin non prévenu (*Voy.* obs. XXV, XXVI, XXVII et XXVIII).

Le pronostic, comme ces observations le prouvent, est très variable, de même que la durée du traitement. Il nous semble cependant qu'on peut poser, en règle générale, que toute lésion, amenant une paralysie musculaire de l'œil, entraîne une incapacité de travail de plus de 20 jours, et que le résultat, toujours aléatoire, n'est jamais acquis avant ce laps de temps.

L'expert aura, dans les cas de paralysie coïncidant avec un traumatisme, à faire le diagnostic souvent délicat des relations de cause à effet ou de simple coïncidance ; car si tel choc produit ou peut produire une parésie ou paralysie musculaire avec ses conséquences, nous trouvons dans la clinique ophthalmologique des cas (*Voy.* obs. XXIX), où cette paralysie s'est montrée brusquement chez un malade qui se baissait. (C'est probablement à ce moment que le malade a été atteint d'apoplexie). Il en est de même des paralysies d'origine syphilitique ; elles apparaissent assez rapidement pour qu'un expert, non prévenu, soit facilement induit en erreur. On voit de suite, par cette simple énumération, combien importe, dans certaines circonstances, l'étude des antécédents qu'on néglige trop parfois.

Le pronostic le plus heureux est réalisé, quand l'œil reprend au bout de plus de 20 jours (un mois) son fonctionnement habituel ; mais dans la pluralité des cas, le mal est au-dessus des ressources chirurgicales, et les meilleures opérations ne donnent pas grand bénéfice à un malade qui, le plus souvent, conservera malgré tout de la diplopie et une difformité plus ou moins accentuée. Il est vrai qu'il pourra, dans une certaine mesure, obvier à ces inconvénients par l'usage de lunettes spéciales, dépolies du côté de l'œil malade ; mais, il n'y a pas moins là un sérieux préjudice causé sur lequel l'expert peut être consulté.

### § 5. — Blessures de l'appareil lacrymal

Les traumatismes, qui intéressent l'expert et qui se trouvent spécialement localisés dans cette région, sont très rares. Dans les recueils de la clinique lyonnaise, nous n'avons rien trouvé du côté de la glande même, quoique, d'après Follin (1), la glande puisse être atteinte dans certaines plaies pénétrantes de l'orbite. « Dans un fait rapporté par Larrey (2), à la suite d'un coup de mousquet à l'angle supérieur et externe de l'orbite gauche, une moitié de balle alla se loger dans la glande lacrymale. On enleva cette balle et la glande ; le malade guérit et l'œil conserva toute son humidité. » — « Une autre fois (3), une plaie de la paupière supérieure se compliqua d'un prolapsus de la glande lacrymale, celle-ci fut réduite et la guérison s'opéra promptement (4). »

(1) *Pathol. externe*, t. IV, p. 518.
(2) *Clin. chirurg.* 1829, t. I, p. 396.
(3) De Graefe, *Archiv. f. ophthalm.* 1866. Bd., XII, A. 2, § 224.
(4) Follin, *Loc. cit*

Les plaies de la glande lacrymale elle-même sont rarement suivies de fistules; ce n'est que lorsque les canaux sécréteurs de la glande sont intéressés, qu'il peut en résulter ou une fistule lacrymale vraie ou un dacryops.

Les traumatismes des conduits lacrymaux et du canal nasal sont relativement plus fréquents que ceux de la glande elle-même. Dans certaines plaies de l'angle interne des paupières, il n'est pas rare d'observer, quand les points et conduits lacrymaux ont été intéressés, une déviation, un rétrécissement, une oblitération de ces petits organes; des larmoiements rebelles en sont alors la conséquence. On a également trouvé des corps étrangers dans les conduits lacrymaux : ces corps étrangers viennent du dehors ou se développent primitivement dans les conduits eux-mêmes.

Quant aux blessures du sac lacrymal et du canal nasal, il n'est point très rare de les rencontrer dans les cas où l'angle interne des paupières a été lésé profondément.

Ces blessures du sac lacrymal et du canal nasal consistent en rupture sous-cutanée, fracture de l'os unguis, rétrécissement, oblitération, lésions, qui amènent toutes de l'inflammation chronique de la muqueuse et de l'épiphora. Le diagnostic de ces altérations est d'ordinaire assez facile; une injection poussée par les conduits lacrymaux permet toujours de s'assurer de l'existence d'une plaie du sac lacrymal. L'emphysème du tissu cellulaire voisin est quelquefois une des complications de ces genres de lésions, notamment lorsqu'il y a eu fracture de l'os unguis ou rupture du sac (1).

(1) Follin, *Path. externe*, t. IV, p. 541.

Du côté de l'angle interne de l'œil, nous avons, dans la clinique de M. le professeur Gayet, rencontré l'observation détaillée d'un chancre syphilitique nettement caractérisé. Il s'agissait d'un malade présentant, vers le grand angle de l'œil, au niveau de l'ouverture des points lacrymaux, une ulcération ayant toute l'apparence d'un chancre induré. Vu pour la première fois en mars 1879 et niant absolument toute origine spécifique à l'ulcération constatée, ce malade reparut le 2 novembre de la même année, avec des éruptions qui ne laissaient aucun doute sur la nature de son chancre. Il fut traité spécifiquement et ne reparut plus depuis.

Ce fait, bien que rare, doit rappeler que, dans certains cas, l'expert doit rechercher, s'il y a lieu, les traces de syphilis dans les endroits les moins suspects d'être le siège d'un accident primitif. Ce cas, d'ailleurs, n'est pas unique. Si M. Bassereau n'en cite pas un seul exemple dans une statistique de 362 malades ; M. Fournier, sur 471, a trouvé le chancre primitif une fois, à la paupière, sans préciser davantage le siège de cette ulcération spécifique. Sur 401 cas, M. Clerc en cite un ; M. Martin ne l'a jamais observé ; et la statistique de M. Carrier, prise dans le service de M. Bonnarié, est également muette à ce sujet.

En résumé, le cas que nous citons porte au nombre de trois le chiffre des chancres primitifs trouvés à la paupière, sur un total de 1.412 examens.

Les lésions les plus fréquentes de l'appareil lacrymal, en dehors de celles que nous avons déjà citées, sont celles qui résultent fatalement du renversement des paupières. Mais, comme ces cas sont le plus fréquemment observés à la suite de brûlures, c'est en traitant ce genre de traumatisme que nous nous étendrons davantage et sur l'ectropion et sur l'inflammation consécutive des conduits lacrymaux et du canal nasal.

Bornons-nous, pour le moment, à dire que l'épiphora, conséquence fatale de l'oblitération des canaux lacrymaux peut parfaitement manquer, quand un point lacrymal seul est obstrué, l'autre pouvant y suppléer, dans une certaine mesure. Mais, lorsque l'écoulement des larmes est continu, la variété des moyens employés pour combattre cette maladie chronique, donne idée du désir qu'éprouvent les malades d'être débarrassés de leur infirmité, puisque, pour y arriver, ils ne reculent même pas devant les opérations telles que celles de Foltz, ou l'ablation des glandes lacrymales elles-mêmes.

En terminant cet article, nous tenons à rappeler à l'expert que l'épiphora n'est pas toujours la caractéristique d'une lésion de l'appareil lacrymal ; de même que, dans la dacryostite traumatique, on peut trouver du côté de la muqueuse nasale une inflammation propagée dont l'intensité supérieure à celle des canaux lacrymaux peut faire croire à une affection réelle siégeant à ce niveau ; de même, on peut aussi, la proposition étant renversée, rencontrer l'épiphora à la suite d'une maladie des fosses nasales, de telle sorte qu'un médecin sera exposé à prendre le change sur le véritable siège de la maladie. Il est donc de toute importance, dans une expertise médico-légale ayant rapport à une lésion de l'appareil lacrymal, de rechercher scrupuleusement la source véritable du mal.

### § 6. — Traumatismes de l'orbite.

Bien que nous n'ayons pas, jusqu'ici, compris la cavité orbitaire au nombre des annexes de l'œil envisagés dans notre premier chapitre, nous avons cru, à propos des coups et blessures, devoir ouvrir un paragraphe aux blessures de l'orbite, à cause des complications fréquentes qui se font de ce côté, à la suite des lésions que nous venons d'étudier.

Les traumatismes de l'orbite sont très fréquents et constituent fort souvent toute la lésion, bien que, dans de nombreux cas, les désordres de l'appareil osseux qui est destiné à protéger l'œil, n'empêche pas la destruction de cet organe. Les coups de pieds de chevaux sont, parmi les causes occasionnelles, celles que nous avons vues le plus souvent, et les médecins militaires connaissent bien cette fréquence. A côté des traumatismes de cette espèce, et se rattachant également aux blessures rangées par les experts sous le nom de plaies contuses, on doit classer tous les accidents de chemins de fer (*voir* obs. XXXI) (1) et ceux devenus si fréquents dans les usines. Les observations de la clinique nous ont montré des cas où l'orbite avait été sectionné par une scie circulaire ou brisé par une cardeuse.

Les instruments piquants, fleurets, pointes métal-

(1) Tardieu, *Etude méd. lég. sur les blessures*, Paris, 1879.

liques de toute espèce, ne déterminent des blessures graves que si l'orbite n'est pas seul lésé, et dans ces cas, l'évaluation du dommage causé doit s'appuyer surtout sur les lésions qui compliquent la blessure orbitaire. Les blessures par instruments tranchants qui sont très rarement employés (quatre cas dans la clinique ophthalmologique) ont toujours donné des guérisons rapides et semblent devoir être rangées au nombre des plaies occasionnant une incapacité de travail de moins de vingt jours.

Les plaies par armes à feu, dans la région frontale ou temporale, ont habituellement pour résultat l'atrophie du nerf optique et bien d'autres désordres, quand la mort n'est pas immédiate (*voir* obs. XXXI).

Un instrument quelconque, porté avec violence sur le globe oculaire, peut, dans quelques circonstances, glisser sur celui-ci, pénétrer entre lui et la paroi orbitaire, et énucléer ainsi en totalité ou en partie l'organe de la vision. Nous avons, pour notre part, observé une fois cet accident, pendant le cours de notre internat à l'hospice de Bron. Il s'agissait d'un aliéné qui s'était luxé l'œil avec le doigt. M. Otto Bergmeister (1) mentionne aussi, dans sa leçon de clinique, cette manie chez les aliénés : et il ajoute que dans certaines vallées du Tyrol et de Salzbourg, la luxation du bulbe se pratique avec adresse dans les luttes entre jeunes gens, par l'introduction du pouce dans l'angle interne de l'œil. C'est par une main de femme que se fait alors la réduction.

*Pronostic*. — Comme nous ne retenons ici que les cas

(1) *loc. cit.*

où le traumatisme était resté limité aux annexes de l'œil, nous n'avons, par suite, à étudier que les faits les plus légers, faits qui rentrent, par beaucoup de points, dans la catégorie des plaies contuses en général. Or, les plaies contuses pourront avoir par conséquent une gravité fort variable, suivant que la fracture de l'orbite aura été elle-même complète ou incomplète, ou bien, s'il n'y a pas eu de fracture, suivant que de la pérostite simple ou suppurée, de la carie ou de la nécrose viendront à modifier le pronostic. Les seuls cas susceptibles de nous intéresser spécialement sont ceux qui ont un résultat sur l'organe oculaire.

Le phlegmon local, qui est sans grâve inconvénient ailleurs, peut amener ici des désordres sérieux : l'œil peut être perdu simplement par la compression que subit le nerf optique, car celui-ci peut se trouver étranglé par gonflement des abcès retro-orbitaires.

Dans des cas pareils, la mort peut survenir, comme la science en offre des exemples.

Les fractures esquilleuses ne présentent pas d'indications spéciales. — Les fractures avec effondrement, par instruments contondants, outre les désordres inévitables dans certains cas, se compliquent d'une difformité dont l'expert évaluera l'importance. — On ne devra jamais oublier de vérifier l'état des voies lacrymales qui peuvent avoir été obstruées soit par le traumatisme lui-même, soit par ses conséquences (inflammations, ostéites, etc.) ou bien, au contraire, avoir été rendues insuffisantes par suite de la déviation des points lacrymaux, de leur renversement ou de leur occlusion par le processus cicatriciel.

Après avoir cité les lésions dont l'origine ne présente pas d'obscurité, nous devons avertir l'expert qu'il est des cas d'un diagnostic différentiel plus difficile ; il devra donc être prévenu de la coïncidence de certaines affections dentaires qui pourraient, à la rigueur, lui donner le change et lui faire attribuer à un traumatisme insignifiant, ce qui n'est que la propagation d'une inflammation à siège plus éloigné. Il suffit de signaler ces faits pour que l'expert se mette en garde et se rende bien compte de la pathogénie de la lésion. (*Voir* : Observation XXXII).

### § 7. — Brûlures en général

Nous étudierons ici les brûlures des annexes de l'œil et leurs conséquences au point de vue du fonctionnement de ces organes.

M. le docteur de Arlt (1), qui a très bien étudié les lésions de l'œil et de ses annexes, occasionnées par des brûlures, donne, comme causes de ces genres de blessures, les agents de cautérisation actuelle (eau chaude, métaux en fusion, fer chauffé à rouge ou à blanc, cigares incandescents, etc.), et des agents de cautérisation chimique (acide sulfurique, azotique, potasse, chaux fraîchement éteinte, etc.).

(1) *Des Blessures de l'œil au point de vue pratique et médico-légal*, traduction française, par Haltenoff. Paris. 1877.

A ces divers genres de brûlures il envisage des degrés, et, à ce propos, il différencie, sous le rapport du pronostic, les brûlures étendues de celles qui sont profondes, ces dernières, selon lui, étant beaucoup plus graves, quelque petite surface qu'elles occupent. Ecartement anormal de la fente palpébrale, trichiasis, entropion, ectropion, ankylo-blépharon, situation irrégulière ou oblitération des points lacrymaux, tels sont les complications que M. de Arlt signale dans les brûlures profondes des paupières.

Quant à celles de la conjonctive, il leur donne, comme caractères, par ordre chronologique :

1° L'injection ciliaire, la rougeur et la tuméfaction de la conjonctive, les douleurs, la photophobie, le larmoiement ;

2° Le chémasis, dans les cas d'intensité ;

3° Des eschares blanches, lisses, légèrement déprimées ou proéminentes.

L'aspect d'une brûlure varie d'ailleurs avec la cause qui l'a produite. « Lorsque la brûlure, dit M. de Arlt, est produite par la poudre à canon, elle affecte souvent une gravité particulière par la ponctuation des grains de poudre ou de sable, parfois même de particules de métal ou d'autres substances dans la conjonctive qui est alors comme tatouée (1). »

M. de Arlt examine ensuite les brûlures du globe lui-même et de la cornée.

Nous n'avons, pour notre part, réuni dans ce paragraphe que les cas où le globe avait été respecté ; c'est

(1) De Arlt, *loc. cit.*

ce qui explique le nombre relativement restreint de nos observations, comparé surtout à la quantité d'attentats dans lesquels l'emploi des agents caustiques a joué un rôle prépondérant. Dans la seule année 1883, nous avons vu, à la Clinique ophthalmologique de Lyon, 13 cas de brûlures où les organes annexes de l'œil, les paupières principalement, étaient seuls atteints.

Ces cas sont les suivants :

1° *Acide sulfurique.* — 4 jours de traitement. — Sort guéri.

2° *Eclat de fer chaud.* — — — — Sort guéri.

3° *Crasse de fer rouge.* — La cornée est gagnée par l'inflammation consécutive à l'élimination de l'eschare. — Enucléation.

4° *Chaux vive* : *a.* — 1 fois. — Cas grave (mais le résultat définitif est inconnu, le malade s'étant dérobé).

— *b.* — 1 fois. — La guérison a eu lieu en moins de 20 jours.

— *c.* — 1 fois. — La guérison en 20 jours exactement.

— *d.* — 1 fois. — Un malade, qui voulait exploiter une Compagnie d'assurances pour accidents, a simulé de graves troubles oculaires au moyen de lotions avec du sesquioxyde de fer.

5° *Déflagration de poudre.* — A produit des désordres qu'un traitement a mené à bonne fin, en moins de 20 jours.

6° *Débris de fer rouge..* } Guérison en moins de 20 jours.
*Scories en fusion....*
*Morceaux de charbon*

En résumé, les brûlures de la conjonctive sont relativement peu graves et n'entraînent généralement pas une incapacité de travail au delà de 20 jours. Les cautères actuels semblent être moins à redouter que les cautères chimiques, plus diffusibles et dont l'action est par conséquent plus grave, surtout à cause de ce fait que le malade atteint ferme toujours involontairement l'œil et maintient ainsi le cautère en contact plus intime.

Les annales judiciaires, quand elles ont à s'occuper de l'emploi des caustiques, signalent presque toujours la tendance de l'agresseur à aveugler sa victime. Lorsqu'il y réussit immédiatement, c'est qu'il y a eu destruction de la cornée ; mais le plus souvent les paupières seules sont atteintes et le mal, pour être moins grave immédiatement, n'en a pas moins souvent des suites aussi déplorables.

Les eschares s'éliminent, après un temps plus ou moins long, selon le degré de la brûlure. Si l'élimination a été longue à se faire, le tissu cicatriciel produit lentement ses effets ordinaires ; et il n'est pas rare alors, par suite du retrait fibreux de ce tissu, que les paupières se trouvent renversées en dedans (entropion) ou le plus souvent en dehors (ectropion). Comme complication, l'entropion est alors à la conjonctive palpébrale ce que l'ectropion est à la surface cutanée de la paupière ; en d'autres termes, une brûlure de la muqueuse palpébrale amènera le renversement de la paupière en dedans ; celle de la peau entraînera l'ectropion. — Bien plus, les cils, dont la base d'implantation a été modifiée par le processus cicatriciel, viennent souvent balayer la cornée, et, au lieu de la défendre contre les corps étrangers, jouent vis-à-vis d'elle le rôle des corps étrangers eux-mêmes, si une intervention chirurgicale n'y met bon ordre.

Cette intervention ne doit pas être faite aveuglément, et, au début, on doit se contenter de l'épilation, comme palliatif, car il serait inutile d'essayer la restauration.

avant que le travail de cicatrisation n'ait produit tout son effet, ce qui, souvent, demande plusieurs mois. Aussi telle paupière qui, immédiatement après la cicatrisation, semble devoir conserver son aspect normal, sera complètement renversée, en dehors un mois après. L'expert, dans un cas analogue, ne doit donc jamais poser immédiatement ses conclusions, et, pour évaluer le dommage causé dans ces sortes de traumatismes, la règle absolue sera d'attendre et de revoir à plusieurs reprises le malade. C'est quelquefois seulement, au bout de plusieurs semaines et même de mois, qu'on verra survenir soit le trichiasis et toutes ses conséquences, soit le renversement des points lacrymaux et l'épiphora, toutes lésions qui viennent compliquer encore le traumatisme primitif et y ajouter en gravité. — Le retrait cicatriciel pourra même, avec le temps, amener une sorte d'exorbitisme rare, et le seul fait de l'impossibilité de fermer les paupières expose le globe à des inconvénients qui doivent être prévus par l'expert.

Nous en avons fini avec les blessures des annexes de l'œil. Le fait important qui ressort de cette étude c'est que l'expert mis en présence d'une de ces blessures devra : 1° en démêler la cause ; 2° en établir le pronostic ; 3° dans les cas douteux, être de la plus grande réserve.

---

# OBSERVATIONS

## RELATIVES A LA QUESTION DES COUPS ET BLESSURES

---

### OBSERVATION VI

(Clinique ophth.)

**Blessure de la paupière supérieure par un tesson de bouteille. — Section du nerf moteur, rameau du facial. — Blépharoptose.**

Le nommé J. P., 82 ans, domicilié à Collonges, entre le 8 janvier 1882 à la clinique et raconte que le 8 novembre dernier il a fait une chute sur un tesson de bouteille. La cicatrice consécutive a laissé des traces, en avant de l'oreille gauche.

Peu de jours après l'accident, le malade est entré dans un service chirurgical à l'hôpital, parce qu'il ne pouvait plus fermer l'œil.

Actuellement la paupière inférieure gauche est renversée en dehors, et quand le malade veut fermer l'œil,elle reste immobile, tandis que la paupière supérieure tend à s'en rapprocher le plus possible.

Larmoiement perpétuel. — Blépharite ciliaire chronique. — Cils rares collés à leurs bases par des croûtes. — Conjonctives enflammées.. — Traité pour blépharo-conjonctivite qu'on améliore. — Renvoyé le 22 janvier dans le même état.

## OBSERVATION VII

(Clinique ophth.)

**Emphysème des paupières d'origine traumatique**

La nommée M. H , 36, ans, chiffonnière, entre à la clinique, le 5 novembre 1878. Depuis l'âge de 11 ans, a éprouvé différentes affections oculaires qu'elle ne peut désigner. En 1874, séjour d'un mois et demi à l'hospice de la Pitié, à Paris, où elle a subi une opération de l'œil gauche. Hier (4 novembre) à la suite d'une chute sur l'œil droit, violentes douleurs s'irradiant le long de l'apophyse montante du maxillaire supérieur droit. En même temps, la malade a mouché du sang. Aujourd'hui, on constate un emphysème considérable de la paupière supérieure droite. On constate sur la face cutanée de cette paupière, vers l'angle externe de l'œil, une légère ecchymose. En pressant sur la branche montante du maxillaire, la malade accuse une vive douleur. L'œil gauche offre une pupille qui ne se dilate pas sous l'action de la lumière et de l'atropine, et qui est plus dilatée que celle du côté opposé.

6 novembre. L'emphysème diminue. La malade commence à ouvrir l'œil.

7 novembre. L'emphysème a complètement disparu. La malade sort guérie. Guérison en trois jours.

## OBSERVATION VIII

(Clinique ophth.)

**Coup de poing sur l'œil droit.**

L. P., cultivateur, 39 ans, est entré à la clinique le 1er mars 1883. Ce matin ce malade a reçu sur l'œil droit un coup de poing qui lui a déchiré la paupière supérieure et a produit des ecchymoses des paupières. On constate des ecchymoses sous-conjonctivales autour de la cornée. Le fond de l'œil est sain.

Taitement : 1er mars. On suture la paupière supérieure.

5 mars. Collyre au sulfate d'atropine. Pansement de la paupière.

9 mars. Cet homme part guéri. Guérison en moins de 20 jours.

## OBSERVATION IX

(Clinique ophth.)

**Phtisie du globe oculaire droit à la suite d'un coup de poing.**

M. A , 20 ans, moulinier, entre dans le service de la clinique le 20 octobre 1883. Il y a dix ans environ, violent, coup de poing sur l'œil droit. Cet œil est perdu (phtisie globulaire).

Actuellement : Pas encore de symptômes de sympathie du côté de l'œil gauche. Œil droit en phtisie devenu douloureux dès le début. Hypotome à droite. Œil gauche normal.

## OBSERVATION X

(Clinique ophthalmologique de M. le Professeur Gayet.)

**Coup de poing sur l'œil gauche.**

La nommée F. D., 32 ans, tisseuse, Lyon, entre à la clinique le 19 janvier 1883, a reçu un coup de poing sur l'œil gauche, la veille du jour de l'an, c'est-à-dire il y a vingt jours.

Actuellement : ecchymose sous-conjonctivale en voie de résolution. Les paupières ont gardé une teinte bleuâtre. La malade se plaint de ne pouvoir regarder en dehors et en haut qu'au prix de grands efforts et d'une certaine douleur. Pas de diplopie. L'œil blessé ne paraît pas situé sur la même ligne horizontale que l'autre,et son angle externe paraît relevé. Le bord supérieur de l'arcade orbitaire est encore douloureux,a une légère pression à la partie interne.

24 janvier. Application d'eau blanche. Cette malade sortie le 25 janvier, après une légère amélioration, n'a pas pu être suivie.

Guérison probable en plus de vingt jours.

## OBSERVATION XI

(Clinique ophth.)

**Traumatisme de l'œil droit, coup de poing.**

M. F., 63 ans, ébéniste, entre à la clinique le 15 décembre 1883.

Kératites fréquentes dans le jeune âge, elles ont laissé de petits leucômes apparents sur la cornée gauche. Il y a un mois et demi, en coupant du crin, cet homme fait une échappée et se donne un violent coup de poing sur l'œil droit. Une perte immédiate de la vue. Il subit une opération 8 jours après, à l'hôpital de Saint-Chamond.

Actuellement: Paupières œdématiées, douleurs frontales vives, larmoiement, photophobie. L'œil gauche devient douloureux à son tour. Œil droit : consistance du globe diminuée, aspect trouble, a présenté une infiltration sur plusieurs points à sa partie inférieure. En haut, ligne transversale brunâtre à l'union de la cornée avec la sclérotique, paraissant être le trou de l'opération subie 8 jours après l'accident. L'iris paraît même y être enclavé sur l'extrémité interne. La chambre antérieure a disparu, l'iris est accolé à la cornée. Par l'ouverture pupillaire rétrécie on voit sortir une petite masse de substance blanchâtre, couleur de blanc d'œuf cuit.

18 décembre. Enucléation classique de l'œil.

N.-B. — Voilà donc un coup de poing ayant déterminé les désordres les plus graves.

## OBSERVATION XII

(Due à l'obligeance de M. le Professeur Lacassagne)

**Coup de poing au milieu du sourcil. — Ecchymose de la paupière supérieure et inférieure du côté gauche. — Incapacité de travail de 3 ou 4 jours.**

Sur la réquisition de M. M., commissaire de police, en date du 27 août 1883, ai visité le même jour le nommé J. M. à l'effet de dresser rapport de l'état de ses blessures. Cet homme, âgé de 53 ans, commissionnaire de sa profession, nous a raconté qu'hier à 4 heures il a été assailli par un nommé M. qui lui a fait des blessures à la face et à la poitrine. *Examen des régions sourcilière et palpébrale.*

Au milieu du sourcil gauche est une plaie longue de 1 centimètre, parallèle à l'arcade orbitaire et produite par le rebord saillant de l'orbite qui a déchiré la peau de dedans en dehors. Ce traumatisme, résultat d'un coup de poing, a produit une ecchymose de la paupière supérieure et inférieure. Incapacité de travail de 3 ou 4 jours.

## OBSERVATION XIII

(Communiquée par M. le Professeur Lacassagne.)

**Coup de poing sur l'œil gauche.**

Sur la réquisition de M. D..., commissaire de police, en date du 27 août, ai visité le même jour à 4 heures du soir, le nommé B. F., 40 ans, ébéniste, à l'effet de dresser rapport sur l'état de ses blessures. Il nous raconte qu'hier soir, au café, un homme, avec lequel il jouait aux cartes, lui appliqua au moment d'une discussion, un violent coup de poing sur l'œil gauche.

Cet homme paraît souffrir beaucoup, le coup en effet a dû être violent. Les deux paupières de l'œil gauche sont le siège d'une ecchymose d'un rouge vineux, plus foncé à l'angle interne. Il y a de petites ecchymoses superficielles sur le front gauche et jusqu'au voisinage de la ligne médiane. La conjonctive est le siège d'une congestion énorme ; la cornée est projetée en avant, la pupille est petite, la vision abolie. Il y a même une diminution de la vision à droite. Tout le globe oculaire est douloureux.

Conclusion : Blessure assez grave de l'œil gauche, résultat d'un violent coup de poing.

Cette blessure entraîne une incapacité de travail d'au moins trois semaines, et à ce moment il sera nécessaire de revoir le blessé pour apprécier l'étendue du dommage causé.

## OBSERVATION XIV

(Clinique ophth.)

**Corps incandescent dans l'œil droit. — Brûlure de la paupière. — Ankylo-blépharon.**

Le 28 janvier 1882, entre à la clinique le nommé G. J., âgé de 50 ans, domicilié à Saint-Étienne.

Le 15 février, ce malade a reçu dans l'œil droit un morceau de crasse de fer; à la suite de ce traumatisme, l'œil s'est enflammé et est devenu larmoyant. Actuellement, photopsie et larmoiement, déjà traité par le sondage. Depuis un an la vue baisse et l'œil droit se fatigue très vite.

A l'angle interne de cet œil, la paupière inférieure est étirée en dedans et hypertrophiée. Elle a envahi toute la sclérotique de la partie interne du globe oculaire et empiète jusque sur le limbe cornéen, en atteignant le bord pupillaire. Elle a, de plus, contracté des adhérences avec la paupière supérieure, avec laquelle elle s'est cicatrisée.

Opéré le 1er juillet, sorti le 13, très amélioré.

## OBSERVATION XV

**Plaie par déchirement de la paupière inférieure et de la conjonctive (œil gauche). — Ankylo-blépharon. — Énucléation. — Pièce artificielle.**

La nommée M. B , de Thizy, 17 ans, entre à l'Hôtel-Dieu le 10 janvier 1883, dans le service de M. Gayet.

Il y a quatre ans, cette malade a été prise par une cardeuse, qui lui emporta la peau de la moitié gauche du front, lui broya le bras gauche aujourd'hui amputé. En même temps que la peau du front, la paupière inférieure et la partie inférieure de la conjonctive de l'œil gauche étaient emportées.

La malade assure avoir conservé la vue quelques jours ; mais bientôt se forma une cicatrice adhérente qui relia la moitié inférieure du globe à ce qui restait de la paupière supérieure. Aujourd'hui, le globe est tourné en haut et maintenu dans cette situation par des cicatrices, que relient non-seulement la conjonctive de la moitié inférieure du bulbe à la paupière supérieure, mais aussi la cornée à la moitié supérieure de la conjonctive. Un stylet que l'on introduit sous la paupière, et auquel on essaye de faire faire le tour du globe, s'arrête des deux côtés contre des brides solides qui rattachent le globe à la paupière. Dans les mouvements des yeux, le globe et la paupière supérieure se meuvent synergiquement.

Le 8 février, on essaye de détacher la paupière du globe et l'on s'aperçoit bientôt que l'on a à faire à un œil buphthalmique, et l'on pratique l'énucléation. La restauration de la paupière est faite le 13 avril, de manière à permettre l'usage d'une pièce artificielle.

La pièce examinée, après durcissement dans la liqueur de Müller, montre que la partie antérieure est absolument déformée et que la séparation de la cornée et de la paupière aurait été absolument impossible.

## OBSERVATION XVI

(Clinique ophth.)

**Coqueluche. — Ecchymose sous-conjonctivale.**

J. B.., 7 ans, se présente à la consultation gratuite le 22 janvier 1883. La mère du petit malade déclare que son enfant ne présentait rien d'anormal la veille, qu'il était allé en classe comme d'habitude, mais était rentré un peu plus tard, parce qu'il avait pris part à une bataille entre écoliers, et avait été culbuté dans la rixe. Epistaxis consécutif. Pas de maux de tête. Pas d'affections pulmonaires. L'enfant paraît bien portant, sa vue est bonne, mais il présente deux vastes ecchymoses sous-conjonctivales ; les yeux ont presque identiquement le même aspect ; l'hémorrhagie a la teinte rouge vif d'une hémorrhagie artérielle. Rien dans la région orbitaire, ou périorbitaire, ni tache ecchymotique, ni égratignure.

La mère demande un certificat constatant l'état de son enfant, afin de s'en servir au besoin pour une action judiciaire.

Cornées saines, acuité normale V = 1. Au moment où on se livre à un examen attentif de la poitrine, le petit enfant est pris subitement d'une quinte de toux caractéristique, qui rappelle la coqueluche.

La mère déclare alors, en réponse à une question précise, que l'enfant est effectivement atteint de cette maladie depuis le mois de décembre, mais que les accès sont de moins en moins forts et de moins en moins fréquents. Malgré cette assertion, l'état de congestion intense du visage au moment de l'accès ne nous laisse aucun doute, et le certificat est ajourné.

L'enfant revu depuis, huit jours après cette première constatation, le diagnostic posé au début est absolument vérifié ; les compresses d'eau blanche seules ont amené la guérison, et tout nous fait affirmer que nous nous sommes trouvé en face d'une ecchymose due à un accès de toux, accident qu'inconsciemment peut-être la mère voulait exploiter.

## OBSERVATION XVII

(Clinique ophth.)

**Hémorrhagie sous-conjonctivale de l'œil gauche, à la suite d'une céphalalgie intense.**

A. L., couturière, 62 ans, s'est présentée à la consultation gratuite le 18 juillet 1879 ; a été opérée de la cataracte à l'œil droit il y a un an ; l'œil gauche est devenu un peu faible, il y a deux mois ; il y a huit jours, céphalalgie intense, œil gauche fatigué. La malade s'aperçut tout à coup d'une hémorrhagie sous-conjonctivale limitée à la partie externe du globe.

Actuellement : la vision n'a pas diminué ; cette femme se plaint seulement de voir de temps en temps les objets colorés en rouge.

Le sang épanché est limité à la partie externe de la cornée.

Le reste de l'infiltration a disparu et n'offre plus actuellement qu'une coloration jaune foncé.

21 juillet. — Un peu de cuisson vers l'angle interne

La malade se dérobe le 23 juillet.

## OBSERVATION XVIII

(Clinique ophth.)

**Ecchymose double sous-conjonctivale spontanée de l'œil gauche.**

P. A., sans profession, 53 ans, se présente à la consulte gratuite de la clinique, le 4 juillet 1879. Début au milieu de la nuit du 3 au 4, à la suite d'efforts de toux. Rien au cœur. Ce malade est probablement albuminurique. Il avait déjà eu une affection oculaire à 14 ans. Paupières normales.

Œil gauche : le globe est recouvert jusqu'au pourtour de la cornée d'une forte couche hémorrhagique d'un rouge vif, partant de l'angle interne.

Petite ulcère sur la cornée de l'œil droit. Vue normale.

Il n'y a pas de traitement à instituer : ce qui est survenu spontanément devant s'en aller spontanément. Le malade n'a d'ailleurs pas reparu.

## OBSERVATION XIX

(Clinique ophth.)

**Ecchymose sous-conjonctivale spontanée de l'œil droit.**

Le nommé B. V., 24 ans, comptable à Lyon, entre dans le service de M. le docteur Gayet le 16 avril 1879. Il y a dix-sept jours, tout à coup, à la suite d'un vomissement, a eu une large ecchymose sous-conjonctivale. Le 17 avril, sort guéri spontanément.

Guérison en moins de 20 jours.

## OBSERVATION XX

(Clinique ophth.)

**Plaie contuse orbitaire, ecchymoses sous-conjonctivales.**

Mme veuve V. G., 48 ans, ouvrière, se présente le 9 mai à la consultation gratuite de la clinique.

Est tombée d'un tramway dimanche dernier (il y a 5 jours).

Actuellement : plaies contuses dans la région orbitaire droite.

Nombreuses ecchymoses conjonctivales, qui siègent en dehors et en bas, à droite. — Rien ailleurs.

Application de compresses imbibées d'eau blanche.

Guérison 8 jours après.

## OBSERVATION XXI

(Clinique ophth.)

**Coups d'aiguilles de bas dans les deux yeux. — Déchirure légère de la conjonctive des culs-de-sacs latéraux. — Ecchymoses sous-conjonctivales. — Mouvements de latéralité du globe oculaire un peu douloureux.** — Guérison en moins de 20 jours.

B. J., 33 ans, entré à la clinique avec de vastes ecchymoses des deux conjonctives. Il raconte que, dans la nuit précédente, sa femme, qui est sujette à des accès d'aliénation mentale, s'est levée et, sans aucun motif, s'est munie de deux aiguilles à tricoter d'un calibre moyen.

Plaçant chaque aiguille dans une main, et les pressant aussi fortement que possible, elle s'est approchée de son mari qui, réveillé en sursaut, a ouvert les yeux brusquement. A ce moment même sa femme essayait de lui enfoncer une aiguille dans chaque globe oculaire, en appuyant de toutes ses forces. — La douleur fut très vive, l'épanchement sanguin abondant ; et le sang se coagulant entre les paupières, ce malheureux crut avoir perdu la vue, s'échappa des mains de la folle et entra à la clinique ophthalmologique quelques heures après.

Un examen attentif nous montra immédiatement que les aiguilles fines et polies avaient glissé dans les mains de la folle et n'avaient produit qu'une blessure heureusement insignifiante. — La sclérotique avait résisté, la pointe mousse de l'instrument avait contourné le globe de l'œil, déchiré la conjonctive, produit les ecchymoses ; mais heureusement tous les désordres étaient bornés là.

Le malade ne resta dans le service que deux jours et sortit ayant encore les ecchymoses sous-conjonctivales très visibles, et les mouvements de latéralité des yeux encore un peu douloureux.

Nous avons revu le malade quelques jours après ; tout avait disparu, et nous avons acquis la certitude que ce singulier accident n'avait pas eu d'autres conséquences que celles d'une petite déchirure de la cornée, au niveau des culs-de-sacs latéraux, de quelques ecchymoses consécutives et d'un peu de douleur dans les mouvements de latéralité des yeux, tous symptômes qui ont guéri en moins de 20 jours.

## OBSERVATION XXII

(Clinique ophth.)

**Conjonctivite légère par suite de corps étrangers.**

B. A. 44 ans, teinturier, entre dans le service de M. le professeur Gayet, le 29 janvier 1879.

Il y a quelques jours, ce malade s'est fait voler dans l'œil des débris de graines d'oiseau.

Conjonctivite palpébrale légère.

29 janvier. — Traitement par collyre au nitrate d'argent.

31 janvier. — Amélioration. — Même traitement.

3 février. — Sensation légère de gravier. — Collyre au sulfate de cuivre.

10 février. — Sort guéri.

Guérison en moins de 20 jours.

## OBSERVATION XXIII

(Clinique ophth.)

**Conjonctivite consécutive à de petits corps étrangers incrustés dans la conjonctive.**

Le nommé C. F., 39 ans, ajusteur, entre dans le service de la clinique le 31 août 1881.

Pas d'ophthalmie antérieure.

Début de l'affection actuelle il y a 20 jours.

Actuellement : Cuisson légère, photophobie conjonctivite palpébrale et bulbaire due à la présence de petits grains dans le cul-de-sac externe.

Traitement par compresses d'infusion de camomille. — Pommade au précipité jaune.

2 septembre. — Amélioration.

3 septembre. — Sort de l'hôpital.

Amélioration après plus de 20 jours.

*N.-B.* — Il est vrai que le malade, pendant les 20 premiers jours de sa maladie n'a pas suivi de traitement.

## OBSERVATION XXIV

(Clinique ophth.)

**Corps étranger. — Conjonctivite consécutive**

M. C., 39 ans, ébéniste, entre à la clinique le 14 février 1883.

Il y a 3 jours, ce malade a reçu dans l'œil gauche un éclat de bois.

Une vive photophobie se développa immédiatement.

Actuellement : injection de la conjonctive bulbaire dont les vaisseaux viennent former un cercle complet autour de la cornée.

16 février. — Extraction du corps étranger, sulfate d'atropine, application de 8 sangsues derrière l'oreille gauche.

19 février. — On cesse l'atropine.

20 février. — Amélioration.

Le malade s'en va.

Guérison en moins de 20 jours.

## OBSERVATION XXV

(Clinique ophth.)

**Troubles de la motilité oculaire et de la vision dus à un coup de feu dans la région occipitale.**

Le nommé J. J., 30 ans, cordonnier, entre le 28 décembre 1877 à l'Hôtel-Dieu.

Coup de feu dans la région occipitale le 1er décembre 1870.

Immédiatement après, troubles cérébraux et visuels. Tremblement des yeux ainsi que de tout le corps.

Strabisme externe à gauche.

Le 3 janvier 1878 demande à sortir et sort dans le même état que le jour de son entrée.

## OBSERVATION XXVI

(Clinique ophth.)

**Paralysie traumatique de l'élévateur de la paupière supérieure et du droit supérieur. — Chute de la paupière et diplopie de l'œil gauche.**

Le nommé G. J., 25 ans, tourneur, entre le 17 décembre 1877 à la clinique.

En se baissant, le malade a rencontré une barre de fer qui a heurté contre le rebord orbitaire supérieur du côté gauche. Pas de gonflement de l'œil ; mais le malade s'est bientôt aperçu qu'il ne pouvait plus soulever sa paupière.

Les jours suivants, ecchymoses sous-conjonctivales dont il reste des traces au bord inférieur de la cornée et au fond du cul-de-sac supérieur. La paupière supérieure n'a pas présenté d'ecchymose cutanée bien forte arès l'accident. Après quelques jours, outre la blépharoptose qui ne s'est pas modifiée, le malade remarque qu'il voit double dans toutes les positions.

Actuellement : nous constatons l'état normal des yeux, comme organe optique et mouvement pupilliaire, etc., le malade y voit aussi bien avec l'œil malade qu'avec celui qui est sain. Mais nous constatons la chute complète de la paupière supérieure avec impossibilité complète de la soulever. Lorsqu'on le fait artificiellement et que l'on prie le malade de regarder en haut on constate aussi l'impossibilité, pour l'œil, d'exécuter ce mouvement de rotation. Donc, paralysie concomitante du muscle droit supérieur :

Electricité depuis le 20 décembre.

21 décembre. Entr'ouvre sa paupière de 0,003 millimètres.

22 décembre. Amélioration légère, le malade accuse de la sensibilité à l'électricité.

27 décembre. Le malade soulève davantage la paupière.

2 janvier 1878. Le simple effort d'ouvrir l'œil amène un écartement de 0,005 millimètres. Si le malade nous regarde, écartement de 0,008 à 0,009 millimètres.

7 janvier. Depuis 2 jours, amélioration très sensible.

8 janvier. Le malade demande sa sortie. Les paupières s'ouvrent d'une façon à peu près normale et le muscle droit supérieur a repris ses fonctions puisque la diplopie n'existe plus. Guérison en plus de vingt jours.

## OBSERVATION XXVII

**Traumatisme du crâne. - Paralysie du trijumeau et du moteur oculaire externe. — Strabisme externe — Diplopie O G. — Anesthésie de la région faciale surtout.**

R B. J., 47 ans, garde-barrière, entre dans le service le 27 mars 1878, avec une paralysie du trijumeau et du moteur oculaire externe, conséquences d'un traumatisme du crâne. Le 5 juin, à la sortie du malade, après deux mois et demi de traitement, on note : Plaie à peu près cicatrisée et remplacée par un leucôme léger. Sensibilité toujours très obtuse au niveau de la cornée. Au côté gauche de la face, fourmillements qui semblent se transmettre à l'œil, quand on touche le malade même dans les cheveux. Sensibilité tactile à peu près revenue dans toute la moitié gauche de la face. Les mouvements de mastication ont repris de la force, mais moins que de l'autre côté. Toujours bourdonnements dans les oreilles. Les maux de tête se sont calmés, à part quelques lancées que le malade accuse encore. Il y a eu de l'iritis, depuis l'entrée du malade à l'hôpital. Quant au moteur oculaire externe, il a repris beaucoup de son fonctionnement. Le malade accuse toujours de la diplopie.

## OBSERVATION XXVIII

(Clinique ophth.)

**Strabisme interne de l'œil droit. — Exsudat sous-rétinien.**

B. P., 52 ans, charpentier, entre dans le service le 2 août 1878.

Le 16 mai 1878, sur l'avenue de Saxe, se trouvant dans les fondations d'une maison, ce malade fut renversé par un éboulement de terre et complètement recouvert par celle-ci. En se relevant le malade avait perdu complètement l'ouïe; la vue avait subitement baissé, le malade avait la sensation d'un brouillard et y voyait double. Le soir de ce même jour, vomissements bilieux et sanguins : le malade resta au lit pendant 15 jours sans pouvoir bouger à cause des entorses ou fractures vertébrales. L'audition a commencée à reparaître une quinzaine de jours et est allée en augmentant peu à peu sans avoir cependant atteint son acuité antérieure.

Encore un léger bourdonnement à gauche. La vue a commencé à revenir une vingtaine de jours après, depuis elle est allée en s'améliorant peu à peu. La diplopie n'a persisté qu'une quinzaine de jours.

Actuellement le malade se plaint d'un brouillard constant dans le champ visuel, pas d'étincelles, pas de mouches volantes, pas de douleurs. Jamais de paralysie des membres.

Acuité visuelle O G $= \frac{2}{3}$ O D $= \frac{4}{9}$.

Le malade sort le 17 octobre 1878 un peu amélioré.

## OBSERVATION XXIX

(Clinique de M. le Professeur Gayet).

**Paralysie apoplectiforme de la troisième paire, œil droit et peut-être aussi œil gauche.**

Le nommé C. L., 42 ans, cartonnier entre à la clinique ophthalmologique le 29 octobre 1880. Il y a 8 jours, en se baissant, le malade a perdu subitement la faculté de mouvoir l'œil droit. Cet état est resté stationnaire depuis lors. Pas de rhumatisme antérieur. Le malade accuse depuis quelque temps des fourmillements dans la cuisse droite. Ptosis de la paupière supérieure. Pupille très légèrement dilatée. L'œil est stationnaire dans la fixation à peu près horizontale, oblique externe ; le seul muscle qui agisse encore est le droit externe.

29 octobre. Pilules écossaises.

8 novembre. Bain de pieds.

15 novembre. Etat stationnaire, bain de pieds.

21 novembre. Bain de pieds.

29 novembre. Amélioration générale, bain de pieds.

6 décembre. Amélioration générale, bain de pied.

13 décembre Le malade voit double (diplopie), bain de pieds, plus iodure de potassium 0,50.

27 décembre. Amélioration légère. Bain de pied plus iodure de potassium 0,50. Le malade s'en va.

## OBSERVATION XXX

Due à l'obligeance de M. Lacassagne.

**Cas de fracture de la région orbitaire** (accident de chemin de fer). — Examen de la sœur St-A..., Extrait du rapport de MM. Courjon, H. Coutagne et A. Lacassagne, n° 694.

« Le 6 mars 1883, à la tombée de la nuit, deux trains du chemin de fer de l'Est de Lyon se sont rencontrés dans la gare de Meyzieu.

« La sœur St-A..., assise dans un compartiment à une seule banquette d'un wagon d'un de ces trains, se sentit violemment projetée contre la paroi opposée que sa tête aurait heurtée fortement ; elle ne croit pas avoir éprouvé de contre-coup appréciable.

« Étourdie sur le moment, elle ne perdit pourtant point connaissance et n'eut pas de phénomènes paralytiques immédiats ; mais, saisie d'une perturbation mentale profonde, elle n'aurait pu rentrer dans la maison d'école, où elle habite, qu'après s'être trompée de direction ; après avoir perdu une quantité de sang assez abondante par le nez et la bouche, elle se coucha.

« Le lendemain au matin, l'un de nous (M. Courjon), appelé à lui donner des soins, constatait que les lésions produites étaient localisées à la tête : la face avait été violemment contusionnée, ainsi que l'indiquaient des ecchymoses sous-cutanées étendues de cette région : le rebord osseux supérieur de l'orbite du côté gauche, présentait une fracture de 0,01 centimètre, située immédiatement au niveau du trou sus-orbitaire ; la constatation d'ecchymoses sous-conjonctivales et d'une hémorrhagie par le pavillon de l'oreille gauche, laissait même supposer que les os de la base du crâne eussent été aussi atteints ; mais on ne pouvait, en tous cas, mettre en doute un certain degré de commotion cérébrale...

« Les suites immédiates furent plus simples qu'on aurait pu le présumer ; les ecchymoses disparurent, la fracture orbitaire se consolida et les phénomènes cérébraux parurent s'amender au point de faire croire à une convalescence prochaine ; mais lorsque sœur St-A... voulut reprendre peu à peu son genre de vie habituelle, elle rencontra des difficultés inattendues : son caractère changea, devint plus irritable, la mémoire fut diminuée ; des troubles psychiques survinrent, etc., etc. Deux d'entre nous (MM. Courjon et Coutagne), dans un examen fait dans le courant de juillet, constataient, outre la persistance des troubles cérébraux, des douleurs sus-orbitaires encore modérées et un état d'anémie assez prononcée. Ils portaient un pronostic réservé et conseillaient un séjour à la campagne, avec suspension de tout travail intellectuel... A la date du 24 novembre, pas d'amélioration ; au contraire, état général moins bon... Des sensations vagues de piqûre ont un caractère douloureux plus accusé le long du nerf sus-orbitaire, au niveau duquel se manifesteraient fréquemment des éruptions vésiculeuses, paraissant indiquer un certain degré d'irritation chronique, entretenu probablement par le cal de la fracture ; deux petites croutilles, que nous constatons à la face interne du sourcil gauche, au niveau du rebord orbitaire, légèrement épaissi, laissent peu de doute à cet égard. Une exploration directe des différentes sensibilités indique du reste une hypéresthésie du côté gauche... »

Dans leurs conclusions, les rapporteurs disent que « les symptômes inflammatoires chroniques et lents du côté du cerveau et de ses enveloppes, » leur imposent un pronostic d'une réserve extrême et ne leur « permettent pas de préciser, trop explicitement, quand ces accidents diminueront ou disparaîtront... »

Cette sœur, d'après eux, sera probablement dans l'impossibilité, même après un traitement approprié, de reprendre ses occupations pendant 2 ou 3 ans, comptés à partir du jour de l'accident dont elle a été victime, 26 décembre 1883.

## OBSERVATION XXXI

(Clinique ophth.)

**Coup de revolver dans la région orbitaire. — Traumatisme de l'œil.**

Le nommé Th. V., 22 ans, cordonnier, entre dans le service le 16 août 1882.

Le 4 juillet, le malade a reçu un coup de revolver chargé d'une balle n° 7, à la région temporale droite, au milieu d'une ligne partant du bord supérieur du pavillon de l'oreille et aboutissant au milieu du sourcil.

Au dire du médecin, qui a vu le malade une heure après l'accident, la balle paraît être logée dans l'intérieur de la tête. En effet, on n'a trouvé nulle part l'orifice de sortie de la balle. Le coup n'a occasionné aucun trouble cérébral. En dehors de l'état général du malade, qui est resté tel qu'il était avant le coup, le patient éprouva néanmoins la perte complète de la vue de l'œil droit, avec une diminution considérable de celle de l'œil gauche.

Il éprouva en même temps des sensations d'étincelles qu'il garde encore.

Actuellement : L'acuité visuelle de l'œil droit n'est que de 1/50, tandis que celle de l'œil gauche est nulle. Point de dyschromatopsie. Champ visuel obscur dans la moitié supérieure de l'œil gauche ; aussi le malade ne reconnaît et ne voit la lumière que lorsqu'elle est projetée de gauche à droite ou de bas en haut.

*Du côté des paupières.* — Rien à noter du côté gauche ; à droite, le sillon orbito-palpébral semble plus grand et plus reculé. La commissure externe de l'œil droit semble portée un peu plus en haut et en arrière qu'à l'état normal ; cette particularité donne à la fente palpébrale une direction dans le même sens. La concavité décrite par le bord ciliaire de la paupière supérieure est un peu effacée.

*Globe oculaire.* — Rien du côté de l'œil gauche. L'œil droit est au contraire dévié en dehors et un peu en haut. Les mouvements sont parfaits dans tous les sens, au niveau de l'œil gauche, tandis que, du côté de l'œil droit, le mouvement d'adduction est presque nul, les autres mouvements ayant conservé à peu près leur intégrité.

Rien du côté des cornées ni des chambres antérieures, ni du cristallin à l'éclairage oblique. A l'éclairage direct, nous constatons un peu de ramollissement du corps vitré, et quelques corps flottants filiformes. On constate en outre à l'œil gauche une surface blanchâtre, laiteuse, sur laquelle on ne distingue pas les trajets vasculaires. A l'œil droit, même particularité, mais, de plus, à côté de la surface blanche, on voit flotter une large plaque rougeâtre.

A l'image renversée, au niveau de l'œil gauche, pupille diffuse jaunâtre, couverte dans son tiers supérieur par une espèce de membrane rouge.

Au niveau de l'œil droit, pupille légèrement rosée, ronde, à bords diffus. Les vaisseaux sont flasques, aplatis. Tout autour, on voit la rétine soulevée, grisâtre, pliée par place et sillonnée par des vaisseaux en zig-zag. A la partie interne, on voit un amas de larges plaques rouges, au-dessous desquelles est une surface gris-blanchâtre ressemblant à du plomb.

Le malade sort le 23 janvier 1883.

## OBSERVATION XXXII

(Clinique opht.)

### Fistule osseuse provenant d'une molaire et d'une fistule ouverte à travers l'orbite.

La nommée P. M., 27 ans, ménagère, entre dans le service le 19 mai 1879. Depuis le mois de février dernier, la malade souffre du mal pour lequel elle vient à l'hôpital. Elle raconte qu'elle a vu un abcès se former au-dessous de la paupière inférieure gauche ; abcès qu'on a été obligé d'ouvrir à deux reprises différentes. Elle ajoute que depuis ce moment la région sous-orbitaire gauche est toujours restée empâtée et douloureuse. La malade souffrait, en outre, de la carie d'une molaire située au côté gauche de la mâchoire supérieure. La suppuration est aujourd'hui peu abondante. L'empâtement est profond et parait tenir à une inflammation osseuse. Plusieurs trajets fistuleux au-dessous de la paupière inférieure gauche.

21 mai. On cautérise la plaie, pansement ordinaire.

28 mai. Pansement à la vaseline.

30 mai. Cautérisation au nitrate d'argent.

Le 13 juin, la malade sort guérie. Guérison obtenue en 24 jours de traitement.

# CHAPITRE III

## Des Annexes de l'œil considérées dans leurs lésions après certains attentats à la vie.

SOMMAIRE. — § 1. Lésions des Annexes de l'œil dans l'asphyxie par les gaz toxiques ou méphitiques. — § 2. Dans la suffocation, la strangulation, la pendaison. — § 3. Dans les divers empoisonnements. — § 4. Observations.

CONSIDÉRATIONS GÉNÉRALES. — Au point de vue des attentats à la vie, que ceux-ci dépendent d'un crime, d'un accident ou d'un suicide, nous allons examiner ici quelles conséquences lointaines peuvent résulter, pour les annexes de l'œil, de certains homicides violents ayant une action brusque ou chronique sur les organes principaux de la vie.

Les attentats à la vie que nous envisageons ici sont : 1° l'asphyxie par les gaz toxiques ou méphitiques ; 2° les violences mécaniques exercées sur l'appareil respiratoire, telles que suffocation, strangulation, pendaison ; 3° les divers empoisonnements.

Les altérations consécutives des organes vitaux sont ici de deux ordres, selon que la victime est encore vivante ou morte. Dans le premier cas, ce seront des symptômes cliniques que le médecin expert aura à constater sur le malade; dans le second, il aura à faire aux lésions cadavériques relevées à l'autopsie.

Dans les genres d'attentats à la vie qui nous occupent dans ce chapitre, c'est surtout au niveau des viscères que siègent les altérations caractéristiques; mais, comme dans l'ébranlement imprimé à tout l'organisme par ces sortes de facteurs homicides, il peut y avoir, du côté des organes de la vue, un retentissement qui se traduise par une lésion quelconque à ce niveau, le médecin expert ne devra pas négliger tout ce qu'il rencontrera de suspect dans cette région, quelque minime que cela soit. Rapprochés d'autres altérations plus importantes des organes viscéraux, certains signes pathologiques, siégeant sur les paupières ou sur la conjonctive, peuvent corroborer certaines présomptions et contribuer à former un tout caractéristique susceptible d'éclairer l'expert sur le genre de mort qui a frappé la victime.

Rapporter, dans un cas d'empoisonnement, par exemple, les altérations soit cliniques, soit cadavériques des annexes de l'œil qu'on aura rencontrées; discuter la valeur de ces altérations, et en tirer des déductions médico-judiciaires, telle est la triple tâche que nous nous sommes assignée dans la constitution de ce chapitre.

### § 1. Asphyxie par les gaz.

Les deux genres d'asphyxie par les gaz, dans lesquels nous ayons trouvé quelques signes pathologiques, au niveau des annexes de l'œil, sont :

A. L'asphyxie par le charbon.

B. L'asphyxie par les gaz méphitiques des fosses d'aisances.

A. — *Asphyxie par le charbon.* — Tous les ouvrages de médecine légale citent, au sujet de ce genre d'asphyxie ou plutôt d'empoisonnement, le cas de ce jeune ouvrier, nommé Déal, qui, dégoûté de la vie, s'asphyxia avec les vapeurs de charbon, et raconta lui-même, dans quelques lignes tracées d'une main mourante, au moment même de son suicide, les symptômes par lui éprouvés. C'est ainsi qu'il écrivit, de dix minutes en dix minutes, les progrès de son agonie. Entre autres symptômes, il éprouva *un larmoiement considérable* quinze minutes après avoir allumé le réchaud fatal : « Mes yeux se remplissent de larmes » tels sont les termes dans lesquels il dépeint ce larmoiement. Les vapeurs de charbon auraient donc une influence sur l'appareil lacrymal, soit en gonflant la muqueuse de l'angle interne de l'œil, et oblitérant, par ce fait, les points lacrymaux, soit en amenant, par action reflexe, une hypersécrétion de la glande lacrymale.

Quoiqu'il en soit, le larmoiement en pareille circonstance, ne constitue pas un symptôme important, dont le médecin expert ait à tenir compte. Ce symptôme n'est d'ailleurs pas constant ; dans ce genre d'asphyxie, il n'a rien de caractéristique, et nous ne le mentionnons ici que pour mémoire.

B. — *Asphyxie par les gaz méphitiques des fosses d'aisances.* — Les émanations ammoniacales, qui se dégagent des fosses d'aisances, déterminent (et c'est là un symptôme faisant rarement défaut et signalé par beaucoup d'auteurs), non-seulement de l'irritation de la membrane pituitaire, mais encore et par le même mécanisme sans doute, de l'irritation des conjonctives palpébrale et bulbaire (ophthalmie des vidangeurs). Bien d'autres causes peuvent amener de l'irritation conjonctivale, le signe ne constitue donc pas, s'il est isolé, un symptôme bien précieux pour le médecin expert.

### § 2. — Suffocation. — Strangulation. — Pendaison.

Ces sortes de violences exercées sur le cou, laissent des traces de leur passage surtout au niveau des viscères internes (poumons, bronches, plèvres, estomac). Les annexes de l'œil ne sont ici le siège que de lésions généralement secondaires.

A. — *Suffocation.* — D'après M. Tardieu (1) les conjonctives présentent, dans certains cas de suffocation,

(1) *Méd. lég.* 10me édit. 1881. Trad. de M. H. Coutagne, médecin expert près les Tribunaux de Lyon.

*des taches sanguinolentes* et un *pointillé rouge* que l'on rencontre aussi dans la strangulation et dans certaines morts subites et affections convulsives.

Ces taches conjonctivales sont donc loin d'être constantes.

M. Taylor (1) n'a pas rencontré ces petites ecchymoses sous-conjonctivales ; mais il cite un cas de suffocation danslequel, entre autres symptômes, on a trouvé sur la victime *les yeux injectés* et *très rouges*. Mais c'est là une altération qui n'a rien de caractéristique et que nous ne citons que pour mémoire.

B. — *Strangulation*. — Dans la strangulation, au contraire, nous avons à l'autopsie une lésion tout à fait constante et pour ainsi dire caractéristique. On trouve, entre autres signes cadavériques, de *petites taches ecchymotiques sous-conjonctivales*. (*Voir* obs. XXXIII).

Ces petites ecchymoses, qu'on rencontre aussi à la face, sont importantes à noter, car elles sont décrites par tous les auteurs.

Le médecin expert devra donc, dans une autopsie judiciaire, en tenir compte ; mais il se rappellera que, dans les cas de fractures de l'os frontal et de la base du crâne, on retrouve aussi, au niveau de la conjonctive ces petites taches ecchymotiques.

C. — *Pendaison*. — M. Tardieu (2), dans son étude sur la pendaison, dit que, s'il faut s'en rapporter au récit de certains pendus rappelés à la vie, il y a une phase con-

(1) *Etude méd. lég. sur la pendaison, la strangulation et la suffocation*, 2me édit., Paris, 1879.

(2) *loc. cit.*

vulsive, pendant laquelle le globe de l'œil subit des contorsions.

On trouve, en outre, chez les pendus, entre autres lésions, un *gonflement et une coloration bleuâtre des paupières* (1), *de la rougeur des yeux et de l'exorbitisme oculaire.*

Pour M. Tardieu (2), l'injection et la propulsion des yeux en avant font partie du nombre des signes physiques, indiquant que la pendaison est de longue durée (pendaison prolongée)

Tous ces caractères ressortent parfaitement du travail que M. H. Pellier (3) a fait récemment dans le laboratoire de M. le docteur Lacassagne, professeur de médecine légale à la Faculté de médecine de Lyon (*Voir* : Obs. XXXIV, XXXV, XXXVI, XXXVII). M. Pellier donne, parmi les signes de pendaison localisés aux annexes de l'œil que nous envisageons ici, la *saillie du globe oculaire*, lésion très inconstante et bien moins fréquente qu'on le pense.

« Mais les *ecchymoses des paupières et des conjonctives*, écrit-il, et cet état que M. le professeur Lacassagne désigne sous le nom de *piqueté scarlatin*, méritent certainement d'être pris en considération. » — « Maschka, ajoute M. Pellier, les regarde comme un signe précieux, lorsqu'on vient à les rencontrer ; car, dit-il, elles indiquent qu'il y a eu une forte stase sanguine dans les vaisseaux superficiels de la face, phénomène que doit

(1) Taylor, *loc. cit.*
(2) Tardieu, *loc. cit.*
(3) H. Pellier, *Contrib. à l'étude méd. lég. de la Pendaison*, thèse inaug., Lyon, 1883.

favoriser le mécanisme de la pendaison et de la strangulation. Sur 153 pendus, je les vis vingt fois. » M. Pellier, dans ses observations, les constate sept fois.

Dans la pendaison, le sang ne s'épancherait pas, selon quelques auteurs, qu'au niveau des paupières et des conjonctives : « Les muscles et les autres parties environnantes des yeux, dit Morgagni (1), à propos d'un pendu, paraissaient être comme enflammés par le sang en stagnation. »

Quoiqu'il en soit, toutes les lésions que nous venons de relever du côté des annexes de l'œil, dans la pendaison, ne sont pas constantes. Cependant, si, chez le pendu, la mort a eu lieu par apoplexie plutôt que par asphyxie, on les rencontre presque toujours. Le médecin expert pourra donc en tenir compte, quoique la valeur de ces signes ne soit pas ici très grande.

## § 3. — Action des poisons.

M. A. Tardieu a classé les poisons, suivant leur mode d'action, en :

1° Irritants ou corrosifs ;
2° Drastiques ;
3° Hyposthénisants ;
4° Stupéfiants ;
5° Narcotiques ;
6° Tétaniques ou ayant une action paralysante

(1) Morgagni, *Lettre XIXe*, p. 406.

Nous allons étudier, classe par classe, l'influence médiate que peuvent exercer ces poisons sur les annexes de l'œil, et, au fur et à mesure qu'ils se présenteront, nous noterons les symptômes et les lésions dont les annexes seront le siège.

### A. — Poisons irritants ou corrosifs

Ces genres de poisons ont, pour la plupart, une action locale et en quelque sorte mécanique sur les organes avec lesquels ils sont en contact. Or, comme dans l'administration de ces poisons, c'est la bouche et les premiers organes digestifs qui sont généralement intéressés, c'est à leur niveau que se trouvent les principaux symptômes et les lésions caractéristiques. Nous ne devons donc pas nous attendre à rencontrer des anomalies importantes du côté des organes accessoires de la vision. Néanmoins, comme nous nous sommes assigné la tâche d'enregistrer tout ce que nous trouverions, quelque minime que cela fût, nous allons citer les faits suivants :

a. — *Empoisonnement par le nitrate acide de mercure.* — Rien de bien important à noter. Dans son « étude médico-légale sur les empoisonnements » (1), M. le Professeur A. Tardieu cite l'observation d'un peintre en porcelaine qui, à la suite de l'ingestion d'acide nitrique de mercure, présenta, entre autres lésions, à l'autopsie,

(1) 2me édit. 1875, p. 237.

*une injection conjonctivale bulbaire* très marquée, et tranchant par la rougeur de l'organe avec l'aspect des parties voisines qui étaient d'une grande pâleur. Il s'agit là d'une lésion bien inconstante, puisque nous ne l'avons trouvée citée et confondue avec d'autres caractères que dans l'ouvrage de M. Tardieu. Elle n'a donc pas de valeur par elle-même : aussi ne la discuterons-nous pas.

b. — *Empoisonnement par l'acide chlorhydrique.* — Dans un cas d'empoisonnement par l'acide chlorhydrique (1) dont un enfant de 3 ans 1/2 était la victime, on trouva, à l'autopsie, les globes oculaires faisant saillie hors des orbites (*exorbitisme*). — Mêmes réflexions que l'état précédemment.

c. — *Empoisonnement par l'ammoniaque.* — M. Tardieu (2) signale, parmi les symptômes présentés par la victime encore vivante d'un empoisonnement de ce genre, des yeux qui sont « *hagards et injectés.* » Rien comme lésion cadavérique.

d. — *Empoisonnement par le bioxalate de potasse.* — Le bioxalate de potasse (sel d'oseille), aurait une action médiate sur les yeux.

M. Taylor (3) cite le cas d'une jeune miss (4) qui empoisonnée par ce sel, présenta entre autres symptômes, à la période de dépression, les membranes des yeux (*conjonctivite intense*) très injectées, les *pupilles dilatées*, et l'*obscurcissement de la vision*. Ce n'est que dans l'ou-

(1) A. Tardieu, *loc. cit.* p. 247.

(2) *Loc. cit.*

(3) Taylor, *méd. lég.*, 10me édit., 1881, traduc. de M. Coutagne, médecin expert, près des Tribunaux de Lyon.

(4) *Méd. gaz.* vol. XXVII, p. 480..

vrage classique de M. Taylor que nous ayons vu ce symptôme relaté.

### B. — Poisons drastiques.

Parmi les empoisonnements par les toxiques drastiques, nous n'avons rien trouvé, ni comme symptômes ni comme lésions, qui se rattache, d'une façon quelconque, aux annexes de l'œil.

### C. — Poisons hyposténisants.

a. — *Empoisonnement par l'arsenic et les sels arsenicaux.* — Dans l'empoisonnement par cette substance, surtout quand la dose a été petite et administrée par intervalles, il y a, entre autres symptômes (1) *de la conjonctivite avec suffusion des yeux et intolérance de la lumière* (2).

Dans l'empoisonnement par l'arsénite de cuivre (vert d'émeraude) qu'on emploie dans la confiserie, la pâtisserie, les papiers peints, etc., on trouve entre autres altérations (3) *de l'irritation de la muqueuse oculaire et nasale.* — A ce propos M. le d[r] Kittel (4) déclare que les jeunes filles employées à faire des feuilles artificielles (à la confection desquelles l'arsénite de cuivre est em-

(1) Teylor, *loc. cit.*
(2) Obs. *in méd. Times*, 30 août 1851, p. 229.
(3) Taylor, *loc. cit.*
(4) Kittel, *The Lancet* 1873, t. 1, p. 174.

ployé à l'état de poudre fine), souffrent d'une *inflammation des conjonctives* (*Voir* signe d'identité professionnelle, chap. I, § 4.), avec épaississement et gonflement des paupières. Il s'agit donc là d'un symptôme ayant quelque valeur, puisqu'il se trouve relaté dans des cas nombreux d'empoisonnements chroniques par l'arsénite de cuivre.

b. — *Empoisonnement par la digitale.* — M. A. Tardieu (1) cite, parmi les symptômes de cet empoisonnement, les « *yeux injectés, saillants et fixes* » et divers troubles de la vision qu'il ne spécifie pas. Il insiste surtout sur l'*exophthalmie considérable* que l'on rencontre, sur les sujets, à la suite de l'ingestion d'une dose toxique de digitaline. La digitale aurait donc une action paralysante sur les muscles de l'œil. Il nous a paru intéressant de noter, en passant, ce symptôme.

### D. — Poisons stupéfiants.

a. — *Empoisonnement par la belladone et l'atropine.* — Taylor (2) cite un cas d'empoisonnement par cette solanée qu'il a observé à Guy's Hospital : il s'agit d'un jeune garçon de 14 ans qui avait mangé, par imprudence, une certaine quantité de baies de belladone ; il présenta des symptômes très importants, entre autres de la *diplopie, un gonflement assez considérable des paupières*, lesquelles ne se fermaient pas, quand on

(1) *Loc. cit.*
(2) *Loc. cit.*

passait brusquement la main devant les yeux. Les yeux avaient de plus un regard fixe et brillant avec expression d'étonnement.

Dans un autre cas d'empoisonnement par la belladone, (1) il y eut aussi *diplopie* et *gonflement des paupières*. Dans l'empoisonnement par l'atropine (2) les yeux avaient « un mouvement continuel d'un côté à l'autre. » L'atropine aurait donc une action spasmodique sur les muscles de l'œil.

b. — *Empoisonnement par la jusquiame et son alcaloïde.* — On a rencontré parfois de la diplopie, la jusquiame agissant en ce sens, sur les muscles de l'œil, de la même façon que la belladone.

c. — *Empoisonnement par la ciguë.* — Parmi les symptômes de cet empoisonnement, M. A. Tardieu (3) note *l'exophthalmie.* Au sujet de la ciguë aquatique, nous mentionnerons que, dans un cas d'empoisonnement de deux ouvriers de West-Boldon, dans le Durham, en avril 1857, qui avaient mangé par mégarde quelques racines d'œnanthe crocata (4), il y eut, entre autres symptômes, un aspect spécial des yeux, qui étaient « gros et saillants. » Ces deux ouvriers succombèrent.

d. — *Empoisonnement par le curare.* — Des expériences sur les animaux (5) ont produit, comme symptômes du côté des organes de la vue : 1° une *exophthalmie double*; 2° *une injection des conjonctives ;* 3°

(1) *Casper's Wochens chvift*, 10 janvier 1846, p. 26.

(2) Taylor, *loc. cit.*

(3) *Loc. cit.*

(4) *In Wibmer, Cicuta*, 119, cité par Taylor.

(5) Voisin et Liouville, *Etude médic. lég. sur le curare*, *in Annales d'hyg. publ. et de méd. lég.*, 1866, t. X

*une hypersécrétion de larmes.* Nous avons donc là trois symptômes qui doivent intéresser l'expert, car dans un cas supposé d'empoisonnement par le curare, il aura à chercher du côté des yeux la présence de ces trois symptômes qui, s'ils existent réellement, auront alors une très grande valeur diagnostique.

e. — *Empoisonnement par l'alcool.* — Il n'est pas rare, dans des cas d'ivresse alcoolique portée à son plus haut point, de remarquer, chez le sujet, une *tuméfaction et une injection des conjonctives.*

f. — *Empoisonnement par l'hydrate de chloral.* — Une dame (1) prit en trois doses, à des intervalles de 4 heures, 70 grains d'hydrate de choral, elle eut, 4 heures après, plusieurs symptômes, parmi lesquels *l'hyperhémie des conjonctives* et *l'occlusion des paupières.*

g. — *Empoisonnement par la nicotine* (tabac). — Dans un cas qui amena la mort en 2 ou 3 minutes, cas cité par Taylor (2) il y eut un relâchement général des muscles du corps, qui amena, du côté des yeux, *l'exophthalmie.* Les yeux étaient *brillants* en même temps, et de plus, *les paupières étaient bouffies.*

## E. — Poisons narcotiques.

a. — *Empoisonnement par l'opium.* — Un des effets de l'opium pris à dose toxique est de suspendre toutes

(1) *Méd. Times ant Gazette*, 1870, 2, p. 435.
(2) *Gvy's Hospital Reports*, set. 1858, p. 354.

les sécrétions, excepté celles de la peau (1). Il y a donc, en cas d'empoisonnement par cette substance, *suspension de l'écoulement des larmes et du liquide conjonctival*, d'où sécheresse du globe de l'œil.

## F. — Poisons tétaniques.

a. — *Empoisonnement par la strychnine.* — Entre autres symptômes, nous trouvons signalé dans le livre déjà cité de M. A. Tardieu, l'état des yeux qui sont *saillants et fixes*, ou bien *convulsés dans un sens ou dans l'autre*. Dans l'ouvrage de M. Taylor (2) nous trouvons également de *l'exophthalmie*, parmi les symptômes de cet empoisonnement.

b. — *Empoisonnement par l'acide prussique.* — L'ouvrage de M. Tardieu signale encore de *l'exophthalmie* et parfois même de la *diplopie*. M. Taylor reconnait une action de ce poison sur les nerfs moteurs de l'œil et des paupières, action qui se traduit sur le cadavre, à l'autopsie, par des *yeux grands ouverts, fixes, vitreux et proéminents* (exophthalmie). L'huile essentielle d'amandes amères agirait de la même façon sur les yeux (Taylor).

c. — *Empoisonnement par les cantharides.* — On rencontre aussi parfois, sur les sujets empoisonnés par les cantharides, *les yeux saillants et brillants*.

Nous pouvons donc conclure ici que les poisons tétaniques, produisent du côté des organes de la vue, un

(1) Taylor, *loc. cit.*
(2) *Loc. cit.*

symptôme commun et à peu près constant qui est l'exophthalmie.

REMARQUE. — Nous en avons fini avec le mode d'action des poisons sur les annexes de l'œil. Nous n'avons fait que mentionner les symptômes et les lésions siégeant à ce niveau, sans rentrer dans des considérations physiologiques sur la genèse de ces accidents, et sans faire de commentaires particuliers qui leur soient propres. On nous excusera si notre description est un peu sèche : ce défaut tient à l'aridité même de notre sujet et à la confusion des caractères relevés, soit sur le vivant, soit sur le cadavre. Ce qui résulte de ce travail, c'est que, en général, les poisons absorbés par l'organisme n'ont pas, du côté des organes que nous envisageons ici, un retentissement qui puisse avoir, pour l'expert, la valeur d'une caractéristique.

Pris isolément et considérés en eux-mêmes, les symptômes et les lésions que nous avons rencontrés n'ont aucune valeur diagnostique pour le médecin légiste. Mais si on les rapproche de phénomènes plus importants, siégeant sur d'autres appareils, si on les unit à la masse des signes cliniques et anatomo-pathologiques déjà constatés ailleurs, ils peuvent contribuer à éclairer l'expert, et, dans certains cas douteux et embarrassants, corroborer ou infirmer ses présomptions.

# OBSERVATIONS

## RELATIVES AU CHAPITRE III

---

### OBSERVATION XXXIII

Due à l'obligeance de M. le professeur Lacassagne.

**Cas de strangulation.** — Autopsie de la fille Delaye, étranglée par sa mère à Tarare (Rhône), en avril 1883. (Extrait du rapport de M. Lacassagne, médecin expert, n° 488.

« La face est vultueuse, d'une coloration rouge sombre. Si l'on examine les deux globes oculaires, on constate sur les conjonctives, et principalement sur les conjonctives palpébrales supérieures, un assez grand nombre d'ecchymoses punctiformes, de ce piqueté auquel nous donnons le nom de *piqueté scarlatin*. Il n'en existe point sur les autres parties de la face... »

### OBSERVATION XXXIV

Due à l'obligeance de M. le professeur Lacassagne.

**Suicide par pendaison.** (Extrait du compte rendu de l'autopsie.)

« Réquisition de M. A..., commissaire de police, en date du 1er février 1884, a procédé le 2, à 1 heure de l'après-midi, à l'examen du cadavre du nommé G..., âgé de 23 ans, trouvé pendu la veille, à 9 heures du matin, au domicile des époux G..., rue Cuvier, à Lyon, où il fréquentait leur jeune fille.

« Il y a, entr'autres lésions, une teinte rosée ecchymotique des deux paupières inférieure et supérieure, avec un piqueté hémorrhagique de leur face interne... »

## OBSERVATION XXXV

(Extraite de la thèse de M. Pellier : *De la Pendaison*, 1883, p. 138).

« Le 18 février 1883, un homme est trouvé pendu dans un grenier.

« A l'autopsie : Examen des annexes de l'œil : nous constatons dans les culs-de-sacs conjonctivaux et sur le bord des paupières, des ecchymoses très nettes, dont la plus accusée est située sur l'angle interne de l'œil gauche. Les paupières elles-mêmes présentent une teinte rosée et la peau est semée d'un pointillé rouge vif. »

## OBSERVATION XXXVI

Extraite de la thèse de M. Pellier, sur *la Pendaison*, 1883, p. 151.

« A l'examen de la face violacée d'un individu trouvé pendu, on constate à la paupière supérieure et sous la conjonctive palpébrale surtout un piqueté scarlatini forme. »

## OBSERVATION XXXVII

(Extraite de la thèse de M. Pellier, *loc. cit.*).

« Le corps du pendu est celui d'un homme de 35 à 40 ans.

« A la paupière supérieure et sur la conjonctive palpébrale surtout, on trouve un piqueté scarlatiniforme. »

# CONCLUSIONS

Le fait qui, tout d'abord, se dégage de ce travail, est celui qui résulte du plan même dans lequel nous l'avons conçu, à savoir : que le médecin légiste retirera de l'étude des annexes de l'œil des renseignements utiles :

1° Dans les questions d'identité ;

2° Dans celles de coups et blessures ;

3° Dans celles, quoiqu'à un degré moindre, de certains attentats à la vie.

## § 1. — Identité

*a*) Il existe, au niveau des annexes de l'œil, des signes d'identité beaucoup plus nombreux et importants qu'un examen superficiel de la région ne l'aurait fait penser tout d'abord.

*b*) L'examen approfondi et méthodique des sourcils,

des paupières, des cils, des conjonctives et des appareils lacrymal et musculaire peut fournir à l'expert, au point de vue de l'identité ethnique, physiologique, pathologique, professionnelle et thanatologique, des indications d'une valeur réelle.

*c*) En face des divers signes d'identité ethnique et physiologique, l'expert devra, tout en tenant compte des caractères différentiels propres à chaque race ou à chaque individu, être d'une grande réserve, en raison même de la variabilité et de l'instabilité de ces caractères.

*d*) Certains signes d'identité, fournis par les annexes de l'œil, peuvent être, avec plus ou moins de succès, simulés ou dissimulés ; il existe des moyens de démasquer ces supercheries ; l'expert devra les connaître et les employer, mais agir toujours avec prudence et réserve.

*e*) Les nœvi materni, les tumeurs rebelles et autres affections chroniques et tenaces, relevées au niveau des annexes de l'œil, peuvent disparaître à la suite d'une intervention chirurgicale ; mais une cicatrice indélébile prend alors la place de la maladie ancienne et en révèle l'existence antérieure.

*f*) Les signes d'identité professionnelle ne sont pas permanents ; ils s'atténuent et s'effacent insensiblement, quand l'individu a changé de profession.

*g*) Les caractères thanatologiques, tirés des annexes de l'œil, sont variables, non caractéristiques, en eux-mêmes, de la mort.

### § 2. — Coups et blessures

Les faits qui ressortent de notre étude sur les coups et blessures des annexes de l'œil, sont les suivants :

*a*) Les blessures des sourcils sont généralement peu graves et n'entraînent pas une incapacité de travail au delà de vingt jours. Les quelques faits graves qui ont été relatés dépendent non plus de la blessure du sourcil lui-même ; mais de la propagation directe ou indirecte du traumatisme à d'autres organes plus importants (sections nerveuses, paralysies consécutives, phlegmon des paupières, commotion cérébrale.).

*b)* Les paupières sont, de tous les annexes de l'œil, ceux qui sont le plus souvent lésés par des violences extérieures. Leurs blessures sont généralement bénignes, quand elles sont limitées à l'organe palpébral lui-même. Elles se traduisent alors par des ecchymoses et du gonflement qui disparaissent rapidement et en moins de 20 jours. Si l'instrument vulnérant a pénétré dans l'orbite, il a pu contusionner, déchirer ou sectionner divers organes importants ; la blessure de la paupière devient alors secondaire et la gravité des accidents doit être mise sur le compte des complications survenues du côté des autres organes.

*c)* Les conjonctivites purulentes des nouveau-nés, les ophthalmies blennorrhagiques, les conjonctivites granuleuses sont très contagieuses ; leur guérison est longue et difficile et ne s'obtient jamais en deçà de 20 jours. La fonte purulente de l'œil n'est point rare dans ces sortes d'accidents. Les ecchymoses sous-conjonctivales spontanées disparaissent aussi rapidement qu'elles se sont produites. Les ecchymoses de nature traumatique se forment en une heure ou deux et disparaissent en 15 ou 20 jours. Les conjonctivites traumatiques sont généralement bénignes et guérissent en moins de 20 jours, si l'inflammation est limitée à la conjonctive ; leur guérison est plus longue, s'il y a eu propagation aux autres membranes de l'œil. Les corps étrangers siègent ordinairement dans les culs-de-sacs conjonctivaux ; ils amènent soit du côté des paupières, soit du côté de l'œil, divers accidents qui disparaissent rapidement, après l'ablation de ces corpuscules.

*d)* Les blessures de l'appareil lacrymal et de l'appareil musculaire sont d'une gravité variable, mais ne guérissent presque jamais avant une période de 20 jours.

*e)* Les blessures de l'orbite sont assez fréquentes et d'un pronostic très variable. La lésion est-elle limitée à l'orbite, l'accident n'est pas grave, et la plaie guérit généralement en moins de 20 jours ; l'évaluation du dommage causé doit alors s'appuyer surtout sur les lésions qui compliquent la blessure orbitaire. Les cas les plus graves sont ceux qui ont été déterminés par les armes à feu et par certains accidents de chemin de fer.

*f)* Les brûlures des paupières et de la conjonctive guérissent en moins de 20 jours, si elles sont limitées à ces organes. — Les brûlures par les caustiques sont plus graves que celles produites par les corps thermiques. —

Le pronostic varie selon que la brûlure est étendue en surface (cas bénin), ou en profondeur (cas plus grave).— Les brûlures de la conjonctive se reconnaissent à des eschares blanchâtres ayant la forme de plaques et s'éliminant plus ou moins rapidement selon le degré de la brûlure.

### § 3. — Attentats à la vie par violence mécanique et par les empoisonnements.

Notre étude des annexes de l'œil, à ce point de vue, ne nous a donné que des résultats tout à fait secondaires et d'un intérêt minime.

Le seul fait un peu saillant qui ressorte est la présence presque constante sur les paupières et la conjonctive du piqueté ecchymotique scarlatin, dans les cas de strangulation et de pendaison. Cette lésion se rencontre presque toujours.

# TABLE DES MATIÈRES



Lyon. — Imp. J. Gallet, rue de la Poulaillerie, 2.

www.ingramcontent.com/pod-product-compliance
Ingram Content Group UK Ltd.
Pitfield, Milton Keynes, MK11 3LW, UK
UKHW020608180726
13838UKWH00001B/490